PUHUA BOOKS

我
们
一
起
解
决
问
题

艺术心理疗法

HEALING WITH THE ARTS

A 12-week Program to Heal Yourself and Your Community

做自己人生的艺术家和心理咨询师

[美] 迈克尔·萨缪尔斯
Michael Samuels

[美] 玛丽·洛克伍德·兰恩
Mary Rockwood Lane / 著

傅婧瑛 / 译

人民邮电出版社
北　京

图书在版编目（CIP）数据

艺术心理疗法：做自己人生的艺术家和心理咨询师 /
（美）迈克尔·萨缪尔斯（Michael Samuels），（美）玛
丽·洛克伍德·兰恩（Mary Rockwood Lane）著；傅婧
瑛译. -- 北京：人民邮电出版社，2021.3
　ISBN 978-7-115-55914-2

　Ⅰ. ①艺… Ⅱ. ①迈… ②玛… ③傅… Ⅲ. ①艺术－
应用－精神疗法 Ⅳ. ①R749.055

中国版本图书馆CIP数据核字(2021)第015437号

内 容 提 要

　　每个人内心深处都住着一个艺术家和一个治疗师。艺术家让你对一切都充满激
情，助你积极探索世界；治疗师平衡你的身心，促进你的成长。
　　近年的研究表明，艺术也是一种治疗力，当你能够释放心中的创造性能量时，
你可以用艺术来治疗自己、他人以及你所在的群体。《艺术心理疗法》中提及的艺术
包括绘画、舞蹈、音乐、写作等多种激发个人创造力的形式，当这些艺术与心理治
疗结合在一起作为一种创新性的治疗方式时，我们可以将其用于解决精神疾病、情
绪低落、人生危机、个人成长及家庭关系等多方面的问题。本书的两位作者积累了
30多年的一线治疗经验，系统地总结与提出了阶段性的艺术心理治疗方案，让这种
艺术治疗的可操作性更强。
　　本书为了每一位正面对人生困惑的读者而写，同时本书倡导为了治疗你深爱的人
和你所在的群体，我们应该先治疗自己。希望这本书能成为读者的好朋友、好向导和
好老师。本书适合心理学工作者、社会工作者、心理学爱好者、教师和家长阅读。

　◆　　著　　　［美］迈克尔·萨缪尔斯（Michael Samuels）
　　　　　　　　　［美］玛丽·洛克伍德·兰恩（Mary Rockwood Lane）
　　　　译　　傅婧瑛
　　　　责任编辑　姜　珊
　　　　责任印制　杨林杰
　◆　人民邮电出版社出版发行　　北京市丰台区成寿寺路 11 号
　　　邮编　100164　　电子邮件 315@ptpress.com.cn
　　　网址 https://www.ptpress.com.cn
　　　北京天宇星印刷厂印刷
　◆　开本：880×1230　1/32
　　　印张：10.125　　　　　　　　　2021 年 3 月第 1 版
　　　字数：180 千字　　　　　　　　2025 年 3 月北京第 21 次印刷
　　　　著作权合同登记号　图字：01-2019-3811 号

定　价：69.00 元
读者服务热线：（010）81055656　印装质量热线：（010）81055316
反盗版热线：（010）81055315

推荐

《艺术心理疗法》铺设了一条通过创造力与治疗力相结合而实现自我转变的道路。这一内在魔力是一种纯粹的精神实践，而这本书就是通往你所热爱的健康人生的地图。

亚力克斯·格雷（Alex Grey）与
艾莉森·格雷（Allyson Grey）
艺术家
《存在之网》（*Net of Being*）一书的合著者

《艺术心理疗法》是获得深度精神治疗力的优秀指南。迈克尔·萨缪尔斯和玛丽·洛克伍德·兰恩是这一领域的领袖。我强烈推荐这本书。

迈克尔·勒纳（Michael Lerner）
康门威尔总裁

这个为期数周的项目利用艺术进行心理治疗，这种方法以两个简单的前提为基础：艺术是我们知道的最强大的治疗力；每个人心中都住着一位艺术家和一位治疗师。希望大家都能读这本书，发现其中简单但深刻的真理。

约翰·格拉汉姆－玻尔（John Graham-Pole）

医学博士

英国皇家医师学院成员

佛罗里达大学医学院名誉教授

圣茨医院艺术治疗项目共同创始人

每天，我都在见证人们心中蕴含的创造力。《艺术心理疗法》让我们看到了通过自我升华进行转变的可能性。

辛西娅·D. 珀利斯（Cynthia D. Perlis）

加利福尼亚大学旧金山分校海伦·迪勒家庭综合癌症治疗中心艺术康复主管

不只是针对艺术家或医疗机构中的患者，《艺术心理疗法》是一份适用于每个人的指南。

卡茜·迪威特（Cathy DeWitt）

医疗艺术社区的全国顾问

在玛丽和迈克尔优雅、富有深度和充满远见卓识的文字中，读者被指引着完成了一个能够发掘内心最深处的真相、能最终解放我们、让我们再次实现圆满的过程。

罗伯特·布朗宁（Robert Browning）

心脏数理研究院医疗主管

通过独特且具有针对性的方式，本书将艺术与心理治疗介绍给了每一位读者。医学博士迈克尔·萨缪尔斯（Michael Samuels）与注册护士玛丽·洛克伍德·兰恩（Mary Rockwood Lane）博士运用他们世界级的经验与专业知识，在美国创造并实践了具有变革意义的心理问题艺术治疗项目。基于丰富的专业经验，他们为世界各地的读者带来了这项为期数周的艺术治疗方案。

书中提到的实践活动，将引领读者进入全新的空间，找到新的人生意义与维度；在本书的指导下，读者可以触及自己的内心深处。在重新发现人生存在的光明与黑暗后，我们的身心会趋于完整，拥有纯真之心且能获得良好的治疗。

他们是如何做到的？他们告诉我们，要成为自己最好的艺术家，表达人类共通的艺术性，发掘堪称创造力源泉的人类精神。我们重新思考了艺术的意义——艺术是能够带来创造力、美感、爱，为人生带来光明的事物。任何能为内心深处的黑暗带来更多光明的事物，都与人类经历的巨大的历史变迁、人类自身的脆弱有着千丝万缕的联系；艺术能够引领我们找回自己的内心存在，这也就是爱的本源。

　　本书超越了看待治疗和艺术的传统观点，这本书是两位作者人生事业与个人实践的巅峰之作。迈克尔与玛丽寻找着精神之源，他们的实践超越了人类感知与主流的思维模式。两位作者将"自我"看作走上艺术家之路的一种工具，帮助人们成为深度治疗与觉醒之路上的旅居者。他们张开双臂接纳人类精神的自由，在和谐与浑然一体之路上纵情欢悦。

　　通过作者对人生进程富有诗意、形象生动且抒情的描绘，读者可以实现自我疗愈。你可以超越旧有模式，找寻自己的本质，开启一段完成人生事业、实现人生目标、到达个人命运之地的心灵满足之旅。

　　迈克尔和玛丽分享了他们通过艺术进行治疗的经历：玛丽依靠绘画摆脱了抑郁症，而迈克尔通过绘画缓解了一名患者的关节疼痛。我也有过利用艺术进行治疗的体验，这段经历让我找到了自己的内心存在，帮助我摆脱了一个极为痛苦的事故所带来的影响，让我走出了自己失明、丈夫自杀的黑暗旋涡。

　　我曾听过一个说法：要想被治疗，一个人就需要进入与过去不同的另一种意识状态。艺术为我们提供了一条通往更具活力的意识领域的道路，进而帮助我们触及其他未曾体验的现实。从我个人经历的角度出发，我曾在深度冥想时进入过另一种意识状态。通过内心及外部的沉静，我感受到了难以解释的神秘状态。我感受到了大爱的和谐与统一，我甚至听到内心的声音向自己发问，让我写下了一系列赞美诗。写诗让我释放了过去用礼貌、文明的语言无法表达的恐惧与赞美之情。与内心深处的某个点建立起了连接，眼睛失明的这段经历让我意识到，我失去了"我"，失去了我"自己"，失去了自我认同和寻常的存在状态；我进入了另一种意识状态，内心的觉醒让我感受到了大爱，让我找到了生存与全身心奉献的万物之源。

　　走入内心世界时，我们会捕捉到内心深处隐藏的艺术家。出现这种情况时，我们会意识到要填补那个"空洞"，也就是被"自我"及外部世界的恐惧所控制的空白领域。在这本书的引领下，我们将进入具有另一种精神状态、规范与仪式的世界。通过语言、赞美诗，或者通过绘画、音乐及震动，我们听到了内心及外部的声音。探索内心，我们找到了自我。依靠内心艺术家展示出的令人愉悦的奇观，我们完成了自我治疗。我们发现，内心艺术家的具体表现，才是治疗心理问题的终极力量源泉。

简·沃特森（Jean Watson）

博士、注册护士、认证高级整体护理护士、护理学研究员

《人类关怀科学》（*Human Caring Science*）作者

艺术治疗是一剂强有力的"良药"，它可以从精神、情绪等各个层面去治疗一个人的心理问题。这是由在医疗健康领域工作多年的一名医生与一名护士做出的重要论断。之所以写下这本书，是因为在我们两个人加起来超过60年的工作经历中，艺术治疗改变了我们的人生，改变了我们有幸治疗的数以千计的人的人生。

这本书里提到的艺术指的是视觉艺术（绘画、照片、电影、雕像）、文学艺术（日记、诗歌、创意写作、剧本）、音乐（听音乐、玩乐器、制定歌单、唱歌、敲铃、集体鼓乐）以及舞蹈（跳舞、瑜伽、典礼、经过编排设计的仪式）。类似烹饪、园艺及室内装潢这些能将创造力和美感带入生活的艺术形式也属于这一范畴。

所谓治疗，我们指的是针对精神问题、情绪问题、人生危机、悲痛、创伤、个人成长、家庭关系及工作问题方面的治疗。治疗并不等于治愈，但治疗可能意味着生活质量的显著提高，让整个人生获得最大限度的改善。

将艺术与心理治疗结合在一起，你就获得了一种创新性的治疗方式，得以进入创造力的核心。这是一种身心合一的状态，可以让你获得更深层次的治疗。

世界各地的人们都在利用艺术治疗自己、他人、群体甚至地球。例如，有很多女性依靠绘画治疗心灵世界，性虐待、创伤及强奸的受害者用舞蹈进行治疗，患有创伤后应激障碍的老兵通过绘画治疗战争创伤，一名女性用写作和歌唱的方式安抚她生病的孩子，还有女性通过绘画治疗在本土文化中受到的伤害。从利用音乐会治疗康涅狄格州因为枪击事件而受到巨大伤害的纽顿社区，到医院中患有癌症的孩子在艺术治疗课程中起舞，再到旧金山的女性利用绘画治疗乳腺癌，艺术治疗无处不在。接下来的数周，我们希望展示如何利用艺术这个载体治疗你的人生。

我们的治疗方案与其他治疗或改变人生的方法不同。我们的方案不涉及心理学理论、心理治疗诊断或治疗行为，我们的方案甚至不包括评价。我们的方案不需要接受过培训的治疗师及专家的指导（如果愿意，你可以接受治疗师的帮助）。你只需要通过艺术创作去治疗，利用内心深处的创造力开启一段个人治疗之旅。我们发现，以这种方式展现出来的创造力是人生转变、改变以及治疗的理想载体，这种方法可以让深层次的治疗过程变得更加简单，所有人都可以执行。在我们的艺术治疗方法中，你就是艺术治疗师；你将学会独立完成这个治疗过程。

艺术治疗过程简单又自然。通过想象，我们将光线引入了妨碍我们前进或人生中需要治疗的黑暗角落。看到有内涵的图画，直击灵魂的艺术就会像光一样点亮我们的生活。反过来，创造过程可以改善我们的某些功能，这都有助于治疗。艺术可以增加创造力、精神价值，让你充满爱意、提升灵魂——这些都是个体健康的关键因素。

这样的领悟，源于艺术深刻地改变了我们的本质，对我们进行了深层次的治疗。玛丽依靠绘画改善了严重的抑郁症状，迈克尔的一名病人通过绘画缓解了她的关节炎和慢性疼痛。不同的"艺术改变人生"的经历，是我们投入到创造艺术治疗工作中的原因。玛丽与约翰·格拉汉姆-波尔（John Gradam-pole）医生在佛罗里达州盖恩斯维尔共同创立了圣茨艺术治疗项目（Shands Arts in Medicine），而迈克尔和他的妹妹琳达·萨缪尔斯（Linda Samuels）也在加利福尼亚州波利纳斯创建了"艺术治疗力"（Art as a Healing Force）项目。

艺术治疗的黎明

这要追溯到 20 世纪 90 年代初。现代艺术治疗逐渐开始在美国得到重视，包括佛罗里达大学、杜克大学、密歇根大学和华盛顿大学的医疗中心纷纷制定了相关治疗方案。在这些治疗方案中，首先执行的就是将艺术作品挂上医院的墙面，以此改变医院的环境，将其转变为治疗空间。这种方案迅速发展起来。艺术被融入医院的室内设计，更深入的、整合的艺术形式（比如形状、阴影、材料制定和声音）也都融入医院的空间，用来提升治疗效果。

接下来，人们意识到创造力有治疗的效果，这促生了"病床边的艺术"这一倡议。圣茨艺术是第一个相关治疗方案。身为注册护士的玛丽与圣茨医院的儿科肿瘤医生格拉汉姆 - 波尔医生一起开创了这一院内治疗方案。按照这个治疗方案，艺术家可以用创新性的方式将他们的作品带进医院。他们希望为病人创造机会，让艺术融入他们的生活，缓解他们的压力，激发病人的创造精神，进而让他们在内心深处寻找希望，完成治疗。他们设定了如下的基本假设：

每个人都是艺术家，每个人都是治疗师。

凭借儿童奇迹网络（Children's Miracle Network）的少量拨款，格拉汉姆 - 波尔医生在骨髓移植病区设立了一个艺术空间供艺术家使用。第一个驻院艺术家是玛丽的好友李·安·斯塔克波尔（Lee Ann Stacpoole），后者在玛丽生病急需帮助时曾经协助她作画。第二个驻院艺术家是玛丽·丽莎·卡塔基斯（Mary Lisa Katakis），她既是画家，也是 T 恤设计师。后来，越来越多的艺术家加入了这个项目。

在圣茨医院，艺术家有数不清的机会发挥他们的创造天赋。他们可以在大厅表演，可以与病人结成小组，制作玩偶，也可以在整个医院范围内开展长期的艺术创作。最关键的部分在于，艺术家需要自愿随时收敛自己的创作活力，帮助病人关注他们的创造精神，陪伴并尊重对方，让病人艺术家表达他们的想法与梦想。我们发现，当你相信艺术家时，他们也会相信自己以及病人和工作人员与生俱来的创造能力。

这就是圣茨艺术治疗项目在佛罗里达大学的诞生经过。这个项目如今有 16 个带薪驻院艺术家，医院的五栋建筑都能看到他们的作品。他们中有音乐家、视觉艺术家、舞者和作家，还有特意来访的艺术家，他们会演奏音乐、跳舞、作画、捏雕塑、写诗、讲故事或者打扮成小丑的样子。艺术家们为医院带来了生命与活力，吸引了越来越多的人关注创造力所具有的转变能力。

作为最初只有志愿者参与的项目，如今圣茨艺术治疗项目已经发展为世界闻名的艺术治疗领先者。艺术治疗让"意

愿"变得人性化，将全新的治疗能量与美感代入了极度简单
的治疗空间。受此影响，很多按照圣茨模式打造的新治疗项
目陆续出现。

当玛丽在 1991 年推出圣茨艺术治疗项目时，另一群人
也在华盛顿的"医疗健康艺术社区"（如今改名为艺术与健
康全球联盟）开展了艺术治疗项目。这个社区，是一个由艺
术、人道主义及医疗领域的数百名专家、学生及机构组成的
网络。这个机构的任务旨在探索艺术与治疗对医院及其社区
可能产生哪些作用与意义。第一个涉及艺术与治疗的非营利
性机构，就是迈克尔创立的"艺术治疗力"，这是他与身兼
艺术家及博物馆馆长的妹妹在 1989 年共同创立的。

艺术治疗力的灵感，来源于迈克尔与雕塑治疗师詹姆
斯·苏尔斯（Janes Surls）在塔马尔佩斯山巅刻骨铭心的共
同经历，后者是一名将精神信仰刻在木制品上的艺术家。詹
姆斯收集 5 厘米宽、3 米多长的桉树树枝，用来支撑一个万
花筒式的彩色祈祷旗。在塔马尔佩斯山顶，迈克尔和詹姆斯
先是抓住旗杆，随后背着由树干做成的翅膀、上有彩色纤维
做成的羽毛，像翱翔的老鹰一样，一路跑下长满绿草的山
坡。在奔跑的过程中，迈克尔眼前出现了正在自由下落却彼
此相拥的两个形象。这两个形象就是艺术与治疗，两个"爱
人"合二为一。迈克尔在那一刻意识到，将艺术与治疗融为
一体，这就是他的人生目标。

获得洛克菲勒家庭基金会的资金支持后，迈克尔和他的妹妹一起创立了艺术治疗力机构。这个非营利性机构致力于探索将艺术与治疗融为一体的方法。他们打通各个医院的项目，举办治疗艺术展览，赞助有艺术家参与的病人关怀艺术项目。他们还创建了幻灯片库，其中是数千名艺术家分享的艺术治疗他们个人、所在群体及地球环境的故事，而用艺术治疗个人、群体及地球环境正是艺术治疗力的宗旨。

艺术治疗力机构与病人合作，举办艺术展览；每年他们都在加利福尼亚州波利纳斯康门威尔举行年会，将艺术家、医院治疗项目主管、慈善家与大学教授集合在一起，共同探讨艺术治疗这一理念。艺术治疗力年会的最初参与者包括本书在后面会提到的很多艺术治疗师，比如创建了世界之轮项目（World Wheel Project）的石雕师维加莉·汉密尔顿（Vijali Hamilton）、幻想艺术家亚力克斯·格雷（Alex Grey），以及协助女性治疗乳腺癌的视觉艺术家克里斯汀·科尔拜特（Christiane Corbat）。

* * *

距离我们分别创立各自的项目已经过了 20 多年。如今，创造性治疗作为医疗保健领域强大的力量已经融入了我们的生活。随着这个领域不断扩展，越来越多的研究开始出现，越来越多的医院治疗项目得以设立。目前，美国超过半数的重点医疗中心与大型医院，以及门诊、学校和养老院，均设有艺术治疗项目，帮助病人通过艺术治疗身心问题。

艺术家深入医院、退伍老兵中心以及社区中心，治疗老年人、儿童、贫困者以及艾滋病人。提到艺术治疗时，我们需要在建设新医院时考虑全新且有趣的治疗方案，将音乐、戏剧及其他艺术形式融入病人的护理之中。此外，房客、家人及护理者的要求也不能被忽视。

"医疗保健中的艺术"（Arts in Healthcare）社区每年定期举办有数百名艺术治疗师及项目负责人参加的会议。不仅美国的大多数大型医疗中心设立了艺术治疗项目，很多项目也在世界各地生根发芽。一名艺术治疗师致力于治疗日本受致命海啸影响的人。其他人希望将战争撕裂的社区重新整合在一起，比如，一个名为JR的艺术家分享了他巨大的"面对面"（Face 2 Face）工程。世界各地都有大量的艺术治疗活动与运动，比如伊芙·恩斯勒（Eve Ensler）的"10亿人站起来"（One Billion Rising）以及联合国举办的"女性之歌"（One Women Song）活动。环境艺术正在成为新兴领域，其目的在于治理各类生态系统，从河流、草地到旧停车场和城市景观。每一天，艺术治疗领域都在成长，取得了越来越让人兴奋的发展。

众多感人的故事，是艺术强大力量的最好证明。艺术可以超越文化及语言壁垒。在我们协助开创的医院艺术治疗项目中，我们见证了数不清的病人的精神世界被艺术点亮并得以治疗的案例。我们希望分享一个故事——这只是众多故事中的第一个。这是一个关于母亲爱女儿、舞蹈将她们连接在一起的故事。这个故事证明了艺术的治疗能力，证明了应用在医疗健康领域的创造力有助于人们找到他们追求的人生完整性。

玛利亚的故事：与天使共舞

我坐在玛利亚的床边。我们断断续续地出现在医院，几个月的时间却像几年一样漫长。睡着时，她是那么漂亮。我听着她的呼吸，她的身体是那么瘦小、那么脆弱。每天，她都在变得更小。她是我的宝贝，我爱她胜过一切。

这段经历漫长而痛苦。去年，她被诊断出白血病。她接受了化疗，经过一周又一周的放射性治疗，最终接受了骨髓移植。她正在恢复，意识清醒。这是值得庆祝的好事。

住院期间，艺术治疗发挥了神奇的作用。舞蹈演员吉尔每天都会出现。她会在房间里挂满丝带，然后跳起舞，挥起她漂亮的彩色围巾。玛利亚特别喜欢，她会咯咯地笑出声来，随着音乐一起晃动身体。她总是期待舞蹈演员回到病房。

画家玛丽·丽莎为玛利亚做了一件 T 恤，上面画着她最喜欢的小猫。这件 T 恤让玛利亚无比骄傲，她曾连续三天不肯脱下这件衣服。我们为她的光头做了一顶帽子，搭配她的 T 恤。

一名音乐家为玛利亚演奏了她最喜欢的歌曲《小星星》和《小蜘蛛》。每当玛利亚病得很严重的时候，这个音乐家都会坐在床边，为她唱歌。

这是一段坎坷不平的旅程，她睡觉的时间越来越长。在医院住了很长时间后，我们回了家。之后我们又去了癌症诊所接受后续治疗。医生还没走进来，脸上带着甜美微笑的玛利亚用她那棕色的大眼睛看着我。她的头发稀稀落落，正在慢慢长出来。她说："妈妈，坏细胞回来了。"我的心顿时一沉，我知道一切都结束了。检查结果确定了结论，我们以为走出了阴影。可现在，剩下的只是时间问题。

回到医院的病房，我只是坐在那里。这是我们最后一次住院，没有人出现。护士们不忍心看玛利亚的眼睛，我们和其他人的对话很简短。她的父亲盯着窗外，不愿说话。

第二天，我们听到了轻轻的敲门声。那是舞蹈演员吉尔，她问："她愿意跳舞吗？"

玛利亚的眼睛本来是闭着的，但她突然睁开，并且说："当然，我想跳舞。"那一刻，生命重新回到了她的体内。

吉尔温柔地将玛利亚抱下床，两个人一起跳起舞来。玛利亚边转圈边笑，跟着音乐的节奏跳动，丝质的围巾在她的头上飘动。看到我的宝贝女儿跳舞，这个场景太美了。眼泪从我的脸上滑落。直到今天，我还能听到那天病房里轻柔的笑声。在未来的人生中，我会永远记住那宝贵的瞬间。

玛利亚完美地转了一小圈。接着她停了下来，对我说："妈妈，不要担心我。我要去天堂了，我会和天使一起跳舞。"她行了一个屈膝礼，又转了一圈。舞蹈演员也落泪了。站在那里的玛利亚，就是世界上最美丽的小舞蹈演员。

她回到病床，我为她盖好被子。她是那么开心，那么满足。我感谢了吉尔。没过多久，玛利亚去世了。

从玛利亚的故事中我们可以看出，艺术治疗对住在医院里病人能够起到多么重要的作用；艺术治疗可以改变很多事。一个被父母深爱的女儿在最困难的时候，成了一名漂亮的舞蹈演员。孩子留给妈妈的最后记忆是"天使"；这对母亲走出哀伤起到了不可估量的作用。看到自己与天使一起跳舞，艺术治疗对临近死亡的玛利亚起到的作用已经超乎了想象。在玛利亚的家人经历危机、需要真正的精神治疗时，舞蹈为医疗过程带来了深层次的精神价值。

艺术治疗能够改善病人心态、减少他们对止痛药的需求、提高医院员工的交流效率、让家庭成员之间的联系变得更加紧密，为人们带来希望、愉悦与爱。病人与工作人员的心情越来越放松，精神越来越高昂；他们得到了改变，得到了治疗。每个人都受到了触动，其他的药物和治疗难以有这种效果。

　　玛利亚的故事，对所有人都是启发。触动内心深处充满激情且跃动的精神内核时，创造力确实能够起到治疗作用。如果在临近死亡的小女孩身上可以发生这样的奇迹，你的人生也可以出现这样的奇迹。每个人的精神都能被艺术点亮。

艺术治疗方案诞生了

　　多年协助发展艺术治疗、在世界范围内构建网络，见证并听说众多和玛利亚一样的故事后，我们意识到，点亮一个人的精神可以超脱医疗的范畴。于是我们合作设立了一个大学级别的课程，教人们成为艺术治疗师。

　　迈克尔在旧金山州立大学、整体健康研究机构及约翰·F.肯尼迪大学的艺术与意识及转变性研究硕士课程中教授艺术与治疗课程。玛丽则在佛罗里达大学为本科生及研究生开设医疗健康领域的创造力与精神性治疗课程。两门课程的基础，均是我们两人合作撰写的第一本书《创造性治疗》（ *Creatire Healing* ）。

　　在授课过程中我们发现，学生经历了与病人同等深刻的治疗过程。学生提交的作业和论文不断超出我们的预期，他们写到艺术如何点亮他们的精神、缓解他们的悲伤，以及对抑郁、性虐待和疾病起到的治疗作用。他们写到了人生的重大转变，甚至发现了真正的自我。他们以清晰而开明的方式感受到了真实的自己，体验到了真正完整的人生。有一天，当我们读起学生的评价，彼此提到各自课堂上学生们动人又令人激动的故事时，我们意识到，我们应该写一本书。我们明白，我们的艺术治疗方案可以帮助人们用艺术做出重大人生改变并得到治疗。我们研究出了一种可以带来真正人生改变的治疗方法，我们需要分享这种方法。我们把艺术治疗带出医院，带到你们面前，帮助你治疗自己和他人。

这本书是一份邀请，邀请每一位读者去体验充满创造力的治疗方法。能够分享我们的努力、经验、技能，让读者亲自体验艺术的治疗力，这是我们的荣幸。我们希望这本书能成为读者的好朋友、好向导、好老师。我们支持、尊重并鼓励所有人。这本书号召每一个人都去治疗——因为当你治疗自己时，最终获得治疗的是人类整体。人生，是你奉献给你的重要他人的独特礼物。为了治疗你深爱的人、你所在社区或整个世界，你首先要治疗的就是你自己。

目
录

第一部分
开启旅行

第 1 章　心理治疗的突破——艺术心理治疗　　003

利用艺术进行治疗的基本前提很简单：每个人的内心深处都住着一个艺术家和一个治疗师。在你充满创意激情、坠入爱河、与周围的一切产生共鸣、可以看到并做到一切、接受自己、愿意探索新世界等方面，都能找到这个艺术家的影子。而治疗师负责平衡你的身心，确保你生存并成长，以及最重要的——对你进行治疗。

第 2 章　激活心中的艺术家与治疗师　　026

本阶段实践的主要目标，就是让你锁定心中的愉悦之地，并且充满自信地说出"我是艺术家"这句话。再次接纳内心深处的艺术性，这只是第一步。

第 3 章　将心中的艺术家与治疗师结合在一起　　056

艺术具有治疗力。这不仅是一个经过时间检验的传统，同时也是得到科学验证的事实。我们可以找到数千份研究，证明创造力、艺术及精神体验有助于疾病的康复，还能加速个人成长。

第 4 章　艺术治疗中的精神　　076

如何利用自身的创造力与精神价值去治疗？

如何发掘自己精神中的智慧？

创造力与意象导引这两个简单的干预手段如何对你的健康产生巨大的影响？

第 5 章　找出治疗对象　102

想找出心中需要治疗的对象，你需要说出实话，认真倾听自己的声音。艺术治疗力这门课程的重点，就是从内心点亮并分享你的治疗需求。

第二部分
用视觉艺术、文字、音乐和舞蹈的创造性方式进行治疗

第 6 章　用视觉艺术进行治疗　123

在本阶段的实践中，我们会通过内心的视觉艺术家的眼睛观察整个世界，再用其中一种视觉艺术形式治疗自己、你认识或者爱着的人、你所在的群体。

第 7 章　用文字进行治疗　143

在这一阶段，我们邀请你让来自内心源泉的具有治疗力的文字像河流一样奔涌——以一种只有你能说出的个人化的语言形式出现，让自己在这样的文字中生活、呼吸并创造。

第 8 章　用音乐进行治疗　　175

音乐是世界上最古老、最强大的治疗形式。多少个世纪以来，人们一直在使用声音、音调、颂唱和击鼓的方式，让自己进入不同的意识空间，因此得以治疗。

第 9 章　用舞蹈与动作进行治疗　　198

通过舞蹈与动作，你可以体验优雅、美丽与快乐。这一切的重点是让自己开放、自然与流动。创造出温暖，解放能量，还能改变身体状态。跳舞能刺激你的整个身体。

第三部分
在全新的人生中觉醒

第 10 章　寻找你的本质　　225

我们指导读者进行艺术治疗的目的之一，就是帮助大家找到自己的本质、找到真实的自我和属于你的天赋。我们希望，这个充满创造力的过程能够真正启发你去感受和体验自我。

第11章　艺术、治疗与人生终点　　233

这一阶段是我们了解与应对死亡、人生终点和临终的一个机会。随着你对生活的思考越来越深入，你就可以带着更深层的意识去面对和体验死亡了。你可以充分发挥自己的创意去创作艺术品，去有意识地面对生命的终点、哀悼死亡或面对自己的恐惧。

第12章　你的最终作品与成为艺术治疗师的仪式　　250

"我是艺术家，我是治疗师。我是艺术治疗师。"

这是一种宣言、宣示和承认，是对人生改变后真实自我的声明。

后记　创造之光　　291

艺术治疗是一个自然的过程。从多个角度看，艺术治疗就像呼吸一样自然。艺术治疗解放了一种内在生命力，就像你的心跳一样。这是创造力、生命力永不枯竭的源泉。这是治疗之力，是我们每个人都与之连在一起的生命韵律。

第一部分

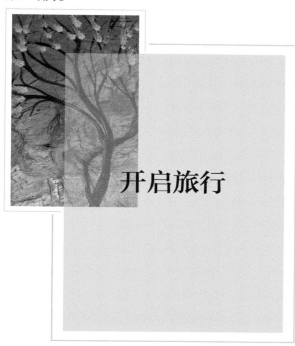

开启旅行

在这段旅行的前期，我们将展示在人们心中、感官及灵魂中融会贯通的艺术如何成为重大改变及治疗的载体。

前期创作的治疗艺术品，意在激活并连接人们心中的艺术家与治疗师，让两者融为一体。在了解了艺术治疗的基础知识后，我们会更深一步。我们将走入内心，了解自己的精神及心灵中哪些部分需要治疗。第一部分结束时，你将成为初出茅庐的艺术治疗师，蓄势待发，踏上更为复杂的艺术治疗之旅。

第 1 章

心理治疗的突破——艺术心理治疗

> 我们站在医学的突破点上，艺术、精神价值和治疗在这里融为一体，在医疗保健领域创造出一个全新的多维模型。如今，与其他临床医疗介入手段一样，艺术心理治疗同样具有巨大的威力。
>
> 利兰·凯瑟尔（Leland Kaiser）
>
> 未来派健康学者
>
> 丹佛科罗拉多大学卫生行政学副教授

利用艺术进行治疗的基本前提很简单：每个人的内心深处都住着一个艺术家和一个治疗师。在你充满创意激情、坠入爱河、与周围的一切产生共鸣、可以看到并做到一切、接受自己、愿意探索新世界等方面，都能找到这个艺术家的影子。而治疗师负责平衡你的身心，确保你生存并成长，以及最重要的——对你进行治疗。

将艺术当作治疗力，通过接纳自己内心深处充满激情和创造力的艺术家，我们得以从根本上解放内心的治疗师。你可以利用艺术治疗自己、他人、群体——而这一切只需要挖掘让自己保持生存的创造性能量。

这份艺术治疗方案的第一目标，就是帮助你将心中的艺术家与治疗师结合在一起，通过创意过程改变身体的生理机能，从而获得最大限度的治疗与改进结果。释放压力与恐惧，我们向激情、创造力敞开心扉后，心中的艺术家与治疗师就会融为一体。它们会释放出爱的巨大能量，帮助我们获得平衡的整体性。这是人类已知的最古老的治疗方法之一，如今也被健康领域的未来主义者看作一种先进的治疗手段。

人生问题最伟大的治疗师，就在你的心里。你可以倾听内心发出的教诲与智慧。慢下来，发掘自己的创造力。你的命运，应当是获得完整的生活与自由，真正了解自己。我们的目标是激发你的创造力，利用我们在医院和大学课程中使用的相同流程，将创造力融入治疗。在这段旅行中，你把这本书看作创造性工具即可。

这种经验让人兴奋、让人愉悦。寻找其中的乐趣吧，这是一段冒险，是时候回忆并找回你的所爱了。

本书背后的研究

当玛丽在佛罗里达大学护理学院完成博士论文时，她在《癌症护理》杂志上发表了一份同行审阅的医学研究报告，展示艺术如何通过提振精神起到治疗效果。我们的上一本书《精神身体治疗》（*Spirit Body Healing*）讲述了在玛丽的研究中人们的故事。从她的研究出发，我们开发出了"精神身体治疗法"。这个疗法在本书即将深入讨论的艺术疗法中起到了重要作用，你会在自己的治疗过程中用上这一疗法的八个主题。

玛丽在研究中采访了利用艺术进行自我治疗的人——包括与圣茨艺术治疗项目合作、在医院中接受相关治疗的病人及家属，以及艺术家和富有远见的艺术治疗师。玛丽采访或拜访了每个艺术家的工作室，他们在那里分享艺术作品、诗歌和视频。这些人都对"你自己有什么艺术治疗体验"这个问题做出了回答。

玛丽对经历过人生危机后自我康复的人进行了内容详尽的采访。她对每个人的故事都进行了分析，以便阐明个人如何进行艺术治疗。玛丽的研究并不局限于调查问卷上的问题，有时她的调查问卷会简化到只询问研究者已经知道答案的问题。有了这种定性研究——也就是所谓的现象解释学研究——玛丽把真实的故事、照片及艺术作品当作数据，说明创造性治疗背后复杂治疗过程的研究结果。

尽管这一工程用时超过四年，但玛丽最终获得了出人意料且超越预期的答案。在最后的分析中，玛丽从采访内容中获得了一个重大发现。人们反复在说，他们走进内心深处的一个地方，感受到了整个观念的变化。这让他们从全新的角度看待人生。当看待问题的视角发生改变时，对人生的治疗也就此开始。尽管经历因人而异，但内含的主题却是相同的。每个人都从一个极度黑暗、充满恐惧或者病痛的地方，完成了向光明的超越。人们描述自己获得了巨大的活力，完成了巨大的转变。蜕变后，他们明显地感知到自己的精神被唤醒、被提升。这背后的原因，就是艺术促生了精神体验，从而促进了治疗。

精神身体治疗法源自经过同行审阅、对医院中真实病人的研究。这个疗法的八个主题均来自普通人——他们遭遇过痛苦与磨难，却选择了非凡的生活方式。

艺术治疗的八个主题

评估研究数据时，玛丽从对病人的采访中发现了八个简单的主题，让我们有了一份艺术治疗过程的路线图。你可以以这些主题为框架，完成艺术治疗流程。创造艺术品时，你可以通过这些主题了解自己所处的状态，深入理解自身现状。你并不孤独，你正在经历很多人已经体验过的激动人心的转变。

1. 痛苦与黑暗
2. 前往别处
3. 艺术成为转折点
4. 掀起帐幔
5. 相信过程
6. 将精神内核具体化
7. 感受爱与怜悯之心的治疗能量
8. 感受精神强大

当然，你的经历不一定会完全按照以上主题的顺序出现。这个顺序通常会被打乱，有时会同时出现多个主题。有些人不会经历全部主题，有些人在短暂的"痛苦与黑暗"的状态后会立刻进入"感受精神强大"的状态。不管怎样，这是一个对任何人都很简单的过程，可以自然而然地发生在你的身上。

开始艺术治疗后，你可以明确自己处在哪个主题阶段，思考如何将这些主题应用在自己的生活及正在进行的创造性工作中。阅读其他人的经历，你能看到其他人从黑暗走向光明的例子。

主题一：痛苦与黑暗

故事的起点在哪里？首先，每个接受采访的人都分享了一个有关痛苦与黑暗的故事。他们在那个瞬间感到害怕、痛苦、被折磨或者陷入危机。很多故事的开头都是恐惧或者危及生命的事件。在每个案例中，治疗的开端都是一片需要改变的黑暗状态。

在每一个故事中，那些完成自我治疗、改变人生的人首先都意识到，要想治疗痛苦与黑暗，他们需要直接走入痛苦与黑暗之中。生病的人蒙受苦难，遭遇人生危机的人陷入痛苦。走进内心中的痛苦与黑暗——面对它们，让它们露出真面貌——这是让自己免受痛苦的关键一步。应对痛苦与黑暗，就是要去面对、定义并描述它们，将它们带出内心世界，用创造性的方法去面对它们。

值得一提的是，并非所有人的创造性治疗流程都会以个人的黑暗时光为开端。很多人并不需要治疗自己，他们选择治疗他人及其所在的群体。他们的"黑暗"并非个人的，而是群体的黑暗。他们的黑暗可能是其他人的疾病、针对女性的暴力、老人或少数群体遇到的问题，甚至空气或水的质量这样的环境问题。

主题二：前往别处

面对痛苦与黑暗，可以将人们带往"别处"。将痛苦从内心抽离后，你就将自己带入了一个可以更客观地看待自身的位置。你在这里不会感受到痛苦，这里就是"别处"。在创造艺术品的过程中，治疗性地、有意识地创造艺术品，这种行为也能将你运送到"别处"。你的第一件艺术作品，就是远离痛苦前往新地方的旅行。"别处"就是艺术。在"医学艺术"（Arts in Medicine）项目中，一名遭受过性虐待的女性告诉我们，当她画出代表自己精神的动物时，她走出了心中的黑暗地带。她与自己神奇的治疗创作共渡难关，后者保护她免受伤害。她身在别处，沐浴在阳光下，不再独自一人处在黑暗之中。

主题三：艺术成为转折点

接下来，参与者会沉浸在自己的创作过程中。无论是绘画、雕塑、舞蹈、撰写日记、写诗、收拾花园还是旅行，艺术成为能够改变人生的包罗万象的活动。有些人为治疗而创作了数百件艺术品。他们将艺术创造持续多年，使其逐渐成为终身事业。

主题四：掀起帐幔

　　走进痛苦、前往别处并开始创作后，你会遇到自己的精神内核。精神内核从内心最深处走出来，走入你的外部生活。这个精神内核与你建立了联系。你走进了黑暗与痛苦，但你知道自己并不孤单，因为有一个比你更宏大的存在——也就是与你相连的精神内核。用一名受访者的话说就是："你掀起了帐幔，走到了幕后。"突然间，你来到了自己体内一个空间宽阔的地方。掀起帐幔就是走入内心的结果。

主题五：相信过程

　　研究过程对很多人来说是一段美好的经历。这有点像回家，艺术创造是治疗的载体，接受现实之后建立自我认知。在这个阶段，你将成为自己人生的见证者；你知道自己找到了真相。你走上了更美好的道路，你的存在具有价值。因为你的经历已经被无限之爱接纳，所以你创造了一个自己全身心相信的地方。每一个瞬间都是宝贵的，每一个瞬间你都是与精神内核一起在精神维度中度过的。

　　知道真相是一种体验。这是一种对正确、解放、最终回归心灵家园、理解困扰自身问题的强烈感知。知道真相是一种确定、幸福、与一切和谐相处的感觉。了解自己的本质与人生目的有助于你做出和谐的人生选择。

在这个阶段，人们描述了治疗过程的感受。他们经常提到，这是一种与河流流动相似的感受，他们会"不断流动"。看到流动的自己，他们会看到自己发生改变。有些人将这一过程描述为"与未来共存"。其他人告诉玛丽，这一阶段是活在当下，让这个过程对自己做出定义。"交出控制权"这个过程包括释放内心深处的"批评者"，忽视批评、指责或自我谴责。在交出控制权的阶段，人们允许恐惧与不足存在。人们将接受情绪的存在，如痛苦、绝望和愤怒，甚至学习表达这些感受。要允许暴风骤雨存在，接受在生活中释放这些巨大能量的现实。交出控制权的重点在于接纳自己心中的黑暗，接受自己是自身情绪表达的渠道的现实。

交出控制权的另一个重点在于关注自己的情绪。你做出决定，有意集中注意力。你可能集中关注的是绝望，让痛苦有了具体的表象，然后融入其中。交出控制权是情绪与身体的感知，这种释放会展示你的本质。

主题六：将精神内核具体化

知道了真相后，你会感受到美好，充满活力。这些全新的影像通常会告诉你，你是一个强大、美丽、充满力量的人。在玛丽的研究中，人们经常感觉自己重生为一个全新的人。在狂喜与精神内核具象化中，一个人的感官被彻底唤醒，他们的身体与精神内核连接在一起。人们说，他们第一次知道这种感觉是什么。内心的声音变得更加响亮，人的身体与感官变得更加敏感。人们感受到自己的生命力，也意识到其他人的生命力，即"活着的真正体验"。人们说，那是他们第一次感受到"生命是美好的馈赠"。他们感觉自己的周围形成了一个能量旋涡。

主题七：感受爱与怜悯之心的治疗能量

有关精神身体治疗法的研究显示，当精神内核被倾听、被看见以及光线与美丽的影像出现时，人会产生巨大的治愈感。人们会获得能量，产生震动、震惊、愉悦及快乐的身体感觉。参与者将这一阶段描述为身处"能量旋涡"之中，他们感到兴奋、快乐、充满生机。这种感觉并不是受访者要求或者可预期的，要达到这种状态，人并不需要做任何事。在这个让人陶醉的阶段，狂喜与能量并非理论上的事物或超自然的猜测；它们是治疗过自己的普通人都有过的经历。狂喜与陶醉因情况不同而各不相同。对陷入抑郁的人来说，他们会产生兴趣与热情；对生病的人来说，他们会感受到力量。

玛丽的研究表明，通过创造过程进行治疗可以释放生命力。

我们从这个阶段了解到，艺术与治疗可以创造出一种对自己的怜悯之心，这在治疗过程中至关重要。一名病人告诉玛丽："从远处、从外部看自己，我产生了同情心与怜悯之心。我站在一旁客观地评价，'看看她，她需要这个。'"在见证与反思的瞬间，参与者能够看出自己需要治疗。带着怜悯之心观察自己时，你可以像照顾孩童一般照顾自己。情绪是一股自然力量，在你的体内流动。你可以遵循本能，尊重自己的看法。你会得到启发，找到自己在世界中的位置。

主题八：感受精神强大

研究中，每一个与玛丽交谈过的人都经历过深刻的感受升华的体验。他们感受到强烈的完整性与相互关联性。这类似于"掀起帐幔"阶段的感觉，但这个阶段的感觉更深刻、更完整。他们感觉自己融入了另一个维度的伟大力量与美感之中。人们感觉自己只是一个载体，需要分享从一个狂喜不断出现的地方获得的爱。一个女性告诉我们：

多年来我一直在寻找自我，我尝试了一切。我尝试过冥想、罗尔夫按摩疗法和女性互助小组。但我的病情仍变得非常严重。我走进了自己的内心，开始画画。很快，我就找到了真正的自我，就在内心深处。这可以说是世界上最好笑的笑话。你踏遍世界寻找自我，最终却在心里找到了她。谁能想到？

每个受访者都描述了体内充满力量和光芒的体验。他们都说看到了从未见过的自己。他们的感知能力得到提升，变得越发敏感。根据受访者的描述，他们第一次产生如此深邃的感受或者听到如此响亮的声音。

这是玛丽的研究中最重要的发现，一个人走进内心、面对黑暗、看到光明并感受到了精神力量，这个人的心灵就得到了治疗。每个人的体验不尽相同，但这是每个人都可以经历的。

如何使用本书

这本书适合所有人，无论你的目的是治疗自己、与艺术治疗师一起练习还是与受过培训的艺术治疗医师合作。如果你自认为是艺术家或治疗师，我们会告诉你如何更深地发掘自己的创造力。你可以治疗自己的情绪、心智与精神。心灵会告诉你艺术与治疗这两个世界存在自然连接；心中的艺术家可以代替治疗师发声与行动。

本书分为 12 章，讲解了艺术治疗的具体过程。根据我们的经验，我们发现在近 3 个月的时间内完成这个人生转变的效率最高。人们需要投入近 3 个月的时间，赋予自己更强大的力量。在这段时间里，我们创造空间，取得成长，为人生创造了更深层的意义。这包括改变生活方式、实现新的目标、执行行动计划，或者激励自己开启毕生的创造性治疗流程。这套治疗方案也可以根据你的时间与需求缩短或延长。例如，你可以将一周的内容延长；只要完成第一部分的内容，你也可以根据自己的喜好跳过第二部分和第三部分的一些内容。归根结底，艺术治疗方案只是开始；艺术治疗可以融入我们的一生。一旦开始，你就无法回到无创造性的治疗生活了。

每周时间表

本书分为三部分 12 章，平均一周一章。每章又可以分为两个主要部分。

1. 每周课程：每章都会在开头介绍一周的主旨、提供适当的信息与研究，让读者明确如何将相关信息与策略直接应用于人生的改变。我们还纳入了一些课程参与者的故事以及与艺术治疗相关的资料。

2. 每周实践（praxis）：英文中的 praxis 这个词来源于古希腊的"为特定目标而展开的实际行动"。实践是展现技能、具体化并实现技能的过程。正如毕加索所说："灵感是存在的，但它必须找到正在工作的你。"想实现转变，你不止需要读一本书，而且需要投入精力，采取行动。你需要全身心投入，治疗自己的人生。每章第二部分都包括需要动手操作的艺术实践。首先是意象导引，这会带领你进入幻想世界。

接着本书会做出指示，告诉读者如何进行艺术治疗创作，帮助读者获得艺术体验。

每周最后会有一个意象导引和医用艺术品的总结，帮助读者快速回溯需要完成的目标。我们也在每周最后列出了额外的艺术作品。

召唤治疗

在大学课程中，每周上课前我们都会先进行召唤治疗活动。这个活动可以创造出支持、关爱的环境，这种环境有助于创造性治疗，能够帮助你进入接下来一章所需的艺术治疗心态。这也是一种简单的意识，你可以在开始创造性工作前进行。这对艺术治疗小组也是非常有用的，可以让每个人的步调都一致。

意象导引

意象导引（Guided Imagery）是实践环节的重要组成部分。就像骑自行车，人们最开始学习时肯定感觉很奇怪。但有了这个强大的想象力工具，我们就能更轻松地遨游于艺术世界。

我们都是意象导引领域得到认可的专家。多年来，我们每天都在与学生和病人一起进行这个活动。迈克尔在1975

年写出了第一本与意象导引有关的重要图书，即畅销书《用心灵之眼看一切》（*Seeing with the Mind's Eyes*）；而玛丽与知名的简·沃特森（Jean Watson）一起在沃特森护理学院教授意象导引课程。意象导引是艺术治疗的目标之一。一旦学会并适应，意象导引就成为可以随时在生活、运动、治疗及放松中使用的人生技能。这是一个有趣、令人激动、充满惊喜、感人并具有治疗力的过程。意象导引能为每个人都提供全新的信息。

意象导引可以让你立刻置身于自己的幻想世界。这种虚拟意象对你的生理机能也会产生影响。无论是看到的情景、听到的声音还是精神意象，这些都是身体感觉。最重要的是，你要用心去看待一切，并做出清晰的想象。举个例子，假如你在路中间看到一根棍子，你以为那是一条蛇，你会出现战斗或逃跑的反应——心跳加快、呼吸急促、消化器官的血流变慢、肌肉中的血流加快——尽管面前只是一根棍子而已。与此类似，当你想象治疗场景时，你并不需要真的身在其中，你的身体也会出现身在其中的反应，开始影响你的生理系统。想象一个美丽而动人的场景时，身体就会愉悦而放松。我们会在后面详细讨论这种现象。

医用艺术品

医用艺术品（Medicine Art）是每周实践中的另一个重

要内容。带着治疗的意图进行艺术创作时，你就把艺术变成了"药物"。利用艺术创作进行治疗的意图，与创造性过程一样，本身就是一种治疗，你的医用艺术品就具有治疗力。印第安土著居民将他们制作的神圣艺术品称为"药物"，就是因为这种东西拥有治疗能量。医用艺术品之所以具有治疗的能量，就是因为你对治疗的梦想向外投射，体现在了物质之上。

医用艺术品有助于你驾驭自身的创造力。巨大的创作能量让你获得了自信，看到了自身的真相、智慧与精神内核。你可以揭示或向周围的人自豪地展示自我。根据我们在艺术治疗领域的经验，这既能给我们带来深层次的治疗，又能让我们更深入地了解自己。

我们的第一个医用艺术品制作开始于第一周。在这本书里，我们会让每周的核心艺术品的创作都相对简单。你需要将意象导引中看到的图像或情绪内容画出来。

日记

每一个意象导引与医用艺术品创作均涉及日记记录。在艺术治疗过程中，日记能记录你不断进化的创作过程。日记将你的所有想法留存在一个地方。例如，你可以写下在意象导引中看到的影像。你也可以在日记中画画、涂鸦、写作、粘贴。你可以用日记回溯治疗过程。简单的日记已经显示出其具有神奇的治疗效果：

▷ 能够减少发病次数；

▷ 有助于睡眠；

▷ 减少酒精摄入；

▷ 记录创伤事件或情绪后，有助于与他人的沟通、社交与情感联络；

▷ 有助于提高对生活环境的重新评估及理解；

▷ 支持自己进行反省；

▷ 有助于确定人际关系或环境中的刺激物；

▷ 追踪导致焦虑的情绪、感受或者病状；

▷ 记录痛苦模式；

▷ 记录原始情绪，将情绪体验变成文字。

日记成为大学课堂中学生自我发掘的关键工具，我们保证，日记对普通人也能起到同等作用。你的日记将极具个人色彩、内容丰富且完备。

艺术治疗故事及艺术治疗师档案

从个人经验出发，我们可以肯定地说，你的医用艺术品将与本书提到的艺术品完全不同。为了帮助你确定需要治疗的对象，我们在每章都设立了特别环节，分享其他课程参与者及病人用艺术进行自我治疗的故事。人们用艺术治疗方案进行治疗或者在医院里接受治疗的真实故事，很好地说明了方案的有效性。这些故事可以帮助你理解自己身体内正在发生的事情。

为了提供更多的灵感，我们也在第二部分和第三部分引入了艺术治疗师档案。在这里你可以了解世界上顶尖的艺术治疗师，还能看到艺术家用多种方法发挥创造力，治疗自己与他人。

最终作品

所有意象导引练习及医用艺术品创作都是为了探索自身。这些工作将会帮助你为最终的医用艺术品创作，也就是艺术治疗的顶点做好准备。每一个客场参与者都在最后创作了一个作品，在整个过程中你需要时刻记起最终作品。

无论是希望治疗心理问题、情绪问题，还是希望实现个人成长，你都要知道，经历了这个过程的人创造出了最让人兴奋、最让人感动的作品。开始接受治疗时，没人想象得出他们会取得什么成果。遭受过性虐待及强奸的人得到了治疗；有人用其缓解了癌症治疗带来的副作用；还有人通过绘画、布艺手工、舞蹈及音乐治疗了众多精神疾病。他们为家庭成员去世或关系破裂感到悲痛；他们为祈祷和平在家中修了长凳，为生病的兄弟写诗，用绘画赶走内心的批评者，还创造出巨大的"女神"形象治疗心中伟大的女性力量。他们用诗歌治疗了新生儿监护室中的婴儿及他们的家人，用音乐治疗了看护机构中的老人，还用音乐帮助了他们患有阿尔茨海默病的祖父。通过清理垃圾，他们"治疗"了河流；他们用巨大的雕塑"治疗"大山；甚至还用大型舞蹈仪式"治疗"饱受暴力困扰的社区。人们完成了数以千计的作品。每一次，他们都给艺术家及我们带来了惊喜。他们完全超出了我们的预期，真正做到了改变人生。

　　每周的意象导引及医用艺术品创作都会指导你走完这一转变性过程。你先要找出自己的人生中需要治疗的对象以及需要使用的艺术媒介，随后就可以开始使用艺术的流程。我们在每一章里都会提供作品的例子与练习，帮助读者完成每一个步骤。在艺术治疗的最后，我们会举行一场毕业典礼。这个让你成为治疗艺术家的典礼，不仅象征着你完成了艺术治疗，也能帮助你开始艺术治疗师的全新生活。从这里开始，你可以去往任何地方，做任何事情。我们会从第 4 周开始将更多的精力投入到最终的医用艺术品上。

成立艺术治疗小组

　　独立完成这份艺术治疗计划，你会获得一次强大的改变人生的经历。你也可以在一个特意创造的治疗与关爱的环境中，与其他人一起完成这个治疗。归根结底，这本书源于我们的大学课程；课程又源于医院中的艺术治疗项目，而这个治疗项目关注的就是在关爱、支持、熟悉的社区中的治疗效果。

我们在佛罗里达大学、约翰·F. 肯尼迪大学以及旧金山州立大学上课时通常会将学生分成 20 ~ 40 人的小组。由于我们的课程集中在艺术治疗上，所以我们的学生有一半来自艺术系的研究生（如陶瓷艺术、电影、音乐与绘画），另一半来自护理行业（护士、医学预科生、物理治疗师、心理学家）。他们的年龄从 20 岁到 70 岁不等，背景各异，生活方式各不相同。考虑到陶瓷艺术家在大学里不会与护士打成一片，所以在上课之前，他们彼此并不了解，甚至可能从来没有见过。对所有人来说，这个课程都是全新的体验。

我们在课程中创造了一种关爱的环境，将课堂打造成神圣的地方，以最大化艺术治疗体验。这是一个有意创造出来的社区，被特意设计成充满关爱、没有批判性的氛围。从课程的第一天起，我们就确立了这种共享环境。对一些参与者来说，身在社区并分享的重要性不亚于艺术创作。治疗的一个组成部分，就是回归自我本质，让自己被外界看到、被信任，才能尊重真实的自己。

由于只是看书而非上课，你需要在治疗过程中自主搭建关怀社区。从某种程度上说，这对那些没有和陌生人一起上课、独自在家进行治疗的人来说更为轻松；你可以从家庭成员及朋友中选择合适的人组建艺术治疗小组。小组成员每周都可以选择在家里、工作室、教堂或者社区中心见面。你能找到愿意一周见一次面并愿意分享作品与故事的人。你可以和拥有共同信仰或处于相同艺术创作领域的人一起做这件事。你也可以轻松地创建网络小组。完成艺术治疗流程后，你甚至可以自主创建一个研讨会，传授相关知识。

这本书既适合个人，也适合小组使用。如果不选择组建艺术治疗社区，那么记日记或记录治疗过程就非常重要了。你可以在日记本上写下自己的想法，更深入地探索治疗过程。如果你希望周围有人为你加油鼓劲，比如伴侣、朋友、祖母或者一起进行艺术创作的人，那么就大胆地去沟通吧。

总结

艺术治疗方案执行起来其实很简单。每周完成一次意象导引，再将自己看到的影像创作成艺术品。我们会在每章的最后做出总结。

在这段时间里，请先阅读每章开头的文字，这部分不仅会介绍每周的主题，还会从过往参加者的角度描述艺术治疗流程，帮助你更好地理解相关经历。每章都会穿插专业艺术治疗师的档案，你可以因此了解每周的主体，还能从他人的智慧中吸取经验。

在每周实践中，先进行意象导引，随后将自己看到及体验到的感受创作为医用艺术品。我们在本书的网站上给出了备选的医用艺术品。

　　意象导引和艺术品创作是治疗流程的基础，每周大约需要 30 ～ 60 分钟。记日记另需 30 分钟。很多人因为写作而兴奋，他们会在这方面投入更多的时间。

　　认真思考并仔细创作你的最终作品。我们发现，最佳选择是在治疗进行到中间几周时开始思考、计划并着手执行（比如，在日记中记录或画草图），在最后几周完成成品。

当然，你可以按照自己的节奏进行。也就是说，如果艺术治疗计划与你的时间表冲突，这也不存在任何问题。你只需要保证读完每一份资料、让整个治疗过程充实、可以改变人生、具有深度治疗效果就可以了。

　　» 讲义中包括基础知识。

　　» 意象导引帮你找到具有治疗效果的影像。

　　» 医用艺术品让你感受与体验，把你在意象导引中看到的影像变成可见、可触摸的实体。

　　» 一旦获得灵感与鼓励，艺术创作过程就能让你心中的艺术家与治疗师融为一体，从而对我们的生理系统产生持久的影响。

　　这个治疗过程既新鲜又古老。这个治疗方案的重点在于保持轻松与趣味，在你踏上转变之路时为你提供更多的力量。

　　根据多年的经验，我们知道你能完成这个治疗，任何人都可以。我们的基因包含创造力，创作是我们的天生属性。创造性在我们的心中早已根深蒂固，依靠想象力治疗是注定的结果，所以这是人生改变的最简单、最自然的方式。你不需要成为专业的艺术家或治疗师。作为人，你只需要有治疗人生的意愿，或者有继续成长的意愿。

　　和任何旅行一样，这一切都需要用心与付出。你可以独立完成，也可以和朋友共同完成。我们将这本书设计成适合任何人使用。你可以与治疗师或艺术治疗师合作。艺术治疗师、教师或教育工作者也可以将这本书看作资源，在治疗病人或自己时使用。这本书是指南、是伴侣、是支持网络，在这本书的帮助下，你可以开启自己的治疗之旅。在这段令人激动的人生改变之旅中，我们会陪伴你、支持你走过每一步。我们知道你能行。在治疗心灵和精神的道路上，每周你都会向前迈出坚实的一步。

　　这个转变，可以让你真正享受自己作为人类的自豪。你会变得更真实，创造出一个充满爱的磁场，治疗自己与周围的所有人。艺术治疗的威力强大，你只需要按步骤执行即可。

第 2 章

激活心中的艺术家与治疗师

> 这是激活心中艺术家的时刻。这个瞬间的意义在于，只要敞开心扉，我们就能看到真实的自己，因为心中之眼正是精神之眼。

欢迎开启"艺术治疗力"项目。无论你是组建了艺术治疗小组，还是在一个已成型的团体中进行这个治疗，本周都是个性化艺术治疗之旅的开端。我们将在这一阶段共同创作第一件治疗用的艺术品。

不要担心自己不是艺术家或治疗师——相信我们，每个人都既是艺术家又是治疗师。多年来，我们指导了数千人完成艺术治疗流程；心有疑虑的人很快就会发现，这是一个既轻松又有趣的过程。这个治疗最重要的作用在于，无论人们跨越了怎样的曲折与障碍，他们都能找到一条富有创意的宣泄途径来展现真实的自我，利用他们的创造性以极其深刻的方式治疗自己、他人以及环境。正如茱莉亚·卡梅伦（Julia Cameron）在《艺术家之路》（*The Artist's Way*）中所写的："艺术打开了壁橱，释放了地窖及阁楼里的污浊空气，带来了治疗效果。"

　　本阶段实践的主要目标，就是让你锁定心中的愉悦之地，并且充满自信地说出"我是艺术家"这句话。再次接纳内心深处的艺术性，这只是第一步。这是玛丽在创建圣茨艺术治疗项目前学到的教训。在那段人生中，她不得不去寻找重拾激情、治疗自己及开启艺术治疗运动的方法。

玛丽的故事：用绘画去治疗

　　20 年前，人生向我发出了挑战。我出现了抑郁症状，一切都为此改变，变得支离破碎。我感觉我离自己、离自己知道的一切都渐行渐远。在那个绝望的时刻，我意识到自己有一个从未实现的愿景和梦想。我一直想成为艺术家，但我既没有时间也没有技能，甚至不知道如何去学习成为艺术家。那是我人生的转折点。我变得越来越抑郁，越来越不愿行动。尽管我接受了治疗、看了自我帮助类的图书、参加了一些活动，但我仍然在挣扎。我想找到缓解痛苦的方式。

　　接着，奇迹出现了。一个朋友邀请我去工作室进行艺术创作。那是一道希望之光——这件事引起了我的兴趣。之前的生活平淡无趣，直到我拿起画笔。艺术成为我的太阳、我的水源和我的食物。艺术带给我巨大的活力，让我再次产生了活着的感觉。我爱上了成为艺术家的感觉，我开始每天画画。我的创作历程就像一条河流，像一个能量源泉对我进行治疗，让我完成了深刻的转变。这段经历改变了我的内核。经历了如此深刻的治疗后，我焕然一新，成了一个与过去不同的人。

　　我发掘了自己的激情与力量，体验到了真正的活着的感觉。每天我都在自己的工作室里创作。我会邀请艺术家进入我的生活，我也成了自己人生的艺术家。这段旅行从启程时起，我就再未回头。我踏上了一条逐渐展开的命运之路。我知道正在发生深刻的事情，这些事情与我的心灵目标之间存在联系。

　　我拿出了一块巨大的画布，可我甚至不知道画笔的正确握法。我在杂志上看到了一个破碎、扭曲的女性图像，那就是我的感受。我开始画画，颜色以及形状在画布上呈现的形式让我感到兴奋。我的画很大。随着我的不断努力，画布上的形象逐渐清晰起来——那看上去像是我的痛苦，那是我的感受。我忘记了自己的感受，开始观察自己的感受。绘画让我兴奋。

　　我又找到了一块画布，开始了描绘女性的一系列创作。最初，她们都是扭曲的。我画出了装饰性的背景。我给自己拍了照片，开始画自画像。我专心于创作过程，画出自己的感受，而不再去思考这些感受。我逐渐意识到，我画的是自己的人生。

接下来，我建立了自己的工作室，就这样开始画画。开始的时候，我并不想定义自己或这个过程。我是靠纯粹的感觉作画。我沉迷于纯粹的表达及作画的姿态。我可以在画布上激情地释放自己的全部能量。这个系列后来成为自画像系列。我把第一幅画命名为《割下我的心脏》。那是我的痛苦——一种极度强烈、濒死的痛苦。画中的形象破碎、扭曲、弥散，在痛哭，在流血。我画出了"她"。这个形象是我的绝望，我未经过滤的纯粹的情绪。完成这张画后，我退后观察，倒吸一口凉气。我看到的是在那之前从未真正面对过的自己的一部分，它非常丑陋。但在与自己面对面的这个瞬间，我却产生了平静与客观的感觉。无论情绪还是身体，我都获得了强烈的释放。画画对我来说是一种身体释放；我把痛苦体现在了画中。

人生中第一次，我从一种全新且陌生的角度感受了自己的痛苦。作为画家，站在画布前的我第一次感觉自己对人生有了掌控感。我画出了自己的情感，画出了我的身体。我能感觉到，我成了自己的创造者。

当我稍后返回工作室时，我看到那幅画捕捉并容纳了已经成为过去的一个瞬间。画还在，但当时的情绪已经消失了。画只是包含了真挚表达图像的一个物件。我度过了画中的那个阶段，我意识到自己见证了这个转变过程。

创作这些自画像时，我纠结于形式和观点。我希望通过自画像，展示我的内心并对其重新创造与重新建构。外部的创作流程是我内心世界的反应。我意识到，行动与改变有着强大的外在表现形式。这是一个了解自我的过程。沉浸于绘画中后，我的状态不仅变得更好，我也成了自己一直梦想的艺术家。创造力是我的一部分，但过去始终没有得到我的认可或尊重。通过这段经历，我明白艺术可以成为治疗行为的载体。

在痛苦的经历中，艺术成为我了解自己的手段。看到自己的情绪后，我可以远离这些情绪。情绪成为我的艺术品——完全与本人分割。从本质上说，我获得了自由。

我在工作室里做了两年的艺术家。我画了自己的孩子在海滩玩耍的景象；画了看到的周围景色；我在厨房餐桌上摆上物品，画出自己喜爱的东西。

我是护士，艺术帮助了我，所以我希望将艺术引入医疗保健体系。这是我协助他人进行自我救助的机会。从没有人跟我说过，我可以建设性地帮助自己。其他任何形式的治疗，似乎都与我的人生脱节。那些治疗方式没能以我需要的形式为我提供支持。直到全身心投入创造性的工作后，我才感受到强大的治疗效果。我需要把自己的全部人生都投入到一个强大的事物中。我需要全身心投入其中，因为这就是我对待自身疾病的态度。艺术与治疗改变了我的人生，我治疗了自己。我没有采用碎片化的治疗过程，如一周两次、一次一小时。由于病情过于严重，我必须时刻接受治疗，偶尔拜访治疗师是不够的。治疗了我，也能治疗其他人的，是一段与过去存在根本性不同的我与自己的关系。我永远都是自己最坚实的后盾。

成为生活中的艺术家

我意识到自己有艺术的一面。这是我人生中真正的醒悟。

——布兰达（Brenda）

旧金山州立大学整体健康研究学院学生

也许你会想，"高中毕业后我就再没创造过什么艺术作品"，或者"没人说我有艺术细胞"。甚至有人说你的艺术感很差。这些说法可能没错，也许你在很长一段时间里都没有进行过艺术创作；但其实你从孩提时起就已经是艺术家了，随着成长为富有创造力、能力出众的成年人，你的想象力只会变得更加丰富。创造力是人类的独特之处。也许过去你没意识到这个问题，或者不重视，那么现在你可以重视起来了。接纳心中的艺术家，是人生可以做出的最重要的转变之一，这是将艺术用作治疗力的基础。

"艺术家"这个词的定义，比大多数人想象的更为宽泛。提到"艺术家"，我们脑海中通常会浮现出画家、音乐家、舞蹈演员或诗人的形象。但无论做什么事，我们都有机会采用充满创意的方式。我们希望将艺术的定义扩大到生活的方方面面。艺术是一种存在形式，是创造性地看待生活的方式，也是将现实转变为符合我们独特世界观的手段。艺术家深入观察每一个瞬间——光影的变化，孩子们玩耍的美感，以及你关心的人让人激动的存在感。激活心中的艺术家后，一部分的你也会得到提升。这会改变你对自己的看法。从人生角度出发，我们都是艺术家，不进行艺术创造的风险，远大于为治疗而进行艺术创作的风险。

进行未来的后续治疗时，不要评判自己，也不要批判自己在这个过程中创造出的艺术品。全身心投入创作，重要的是过程，不是结果。这个艺术品不是为了出售，也不会用于比赛。这是专门为治疗、为情绪宣泄而创作的艺术。

创造性治疗意味着开放、改变、生成及展现。你需要让心灵之光照射到外部世界，让创造性过程成为启迪之路，在创作过程中让心灵之光启发我们。在那些创作了与灵魂产生共鸣作品的人的周围，你也许看到过光芒。究其根本，艺术是精神内核的表达形式。无论你的精神信仰为何，艺术都可以通过创造性的人生力量产生治疗效果。推动我们前进的精神内核具有深层治疗人类的力量。当我们把心中的艺术家具体化时，我们就触碰到了这一根本性的人生力量。

从这个角度看，艺术是分享心灵之光的入口。其他人可以见证并体验你内心深处的美好。每个人的内心都闪耀着这样的光。我们用艺术表达及馈赠触碰彼此的心灵。这样的创造力是自然而美好的，也能起到治疗作用。

艺术治疗师档案：

因娜·达格曼（Inna Dagman）——从跳舞到治疗，再到驻院舞者

"当我开始参与艺术治疗力流程时，我对创造力和治疗一无所知。然而，这改变了我的人生。我没想到这个项目会成为我个人转变及与内心的艺术治疗师重新融合的起点。"因娜·达格曼这样说。作为旧金山大学整体健康研究学院的学生，她不仅了解了艺术治疗，更在医学艺术中心开启了职业生涯后，找到了观察世界的全新角度。

因娜又高又漂亮。她看上去像一名舞蹈演员，又因为拥有善良的内心而散发着魅力。看着她为治疗而创作，你能看到她被外界贬低而受到伤害的部分，也能看到她为自己的一些人生选择感到失望。但你同样能看到，被她遗忘的心灵正在觉醒。

开启艺术治疗力流程后，我就踏上了舞者治疗师之路。小时候我就喜欢跳舞，从小到大我上过很多舞蹈课程。不过，因为我有强烈的帮助他人治疗的倾向，我认为自己未来应该从事帮助他人的专业工作，所以我从未把舞蹈看作未来的职业选择。此外，我上过的很多舞蹈课都包含激烈的竞争因素。我听到了很多"你不够优秀"的说法，因为我没有接

受过长期严格的芭蕾培训。大多数时候，我无法得到自己在舞蹈课上渴望的身体的自由创造表达，我对自己也不再抱有幻想。

那时我是本科生，正在攻读心理学学士学位。我还在餐馆做兼职服务员，学习和工作占据了我的全部时间。我渴望跳舞，但总是找不到时间。依据我听到的、看到的一切，我需要牺牲诸如创造性表达这样的"不必要"的事情，把精力集中在学业和挣钱上。尽管当时我理解不了，但这种灵魂不存在任何创造性宣泄的生活方式，会让人产生极大的不满足感和麻木感。

然而，我的心中总有一个声音，渴求不一样的东西，类似深层次的治疗或真实的自我表达。这就是我在迈克尔·萨缪尔斯的艺术与治疗课上发现的自己。第一天上课，我看了《为我们的世界着色》，也就是为圣茨艺术治疗项目拍摄的极为感人的纪录片。当我看到吉尔·桑科在病人床边跳舞时，我立刻明白，这就是我愿意做的事情。带有治疗目的的舞蹈，让病房里充满光芒。这与我在舞蹈课上的体验有着很大区别，舞蹈课让我为自己难过，让我怀疑自己的能力。我大受感动，但我也感到害怕，因为我还没有做好改变整个人生和未来的准备。

因娜和很多初次接触这个治疗方案的人一样。她并不知道艺术治疗，但内心深处有一个声音在鼓励她探索未知领域。她对舞蹈仍然富有激情，但从未想过以成熟、有意义的方式跳舞。艺术治疗力课程开放、支持性的氛围培育了因娜的创造力部分，她开始作画、写诗以及展示她神圣动人的舞蹈。

"舞蹈动作似乎来自我的身体深处，"因娜告诉我们，"它们来自一个没有批判、充满治疗能量的地方，那里对一切都有着彻底的接纳和大爱。"

在本书接下来的内容中，我们会继续追踪因娜及其他艺术治疗力课程学生的故事。我们会更多地了解他们的经历、他们对这个治疗方案的印象，以及能够证明治疗方式存在多样性的艺术。

具有治疗力的灵感

这些故事证明，当艺术源于内心深处时，就能产生深刻的治疗效果。就像你不认为自己是艺术家一样，你大概也不觉得自己是治疗师。你可能从未有意利用过自身如此强大的内心世界。可正如每个人都是艺术家一样，我们认为每个人也都是治疗师。接下来几周我们共同创作的艺术品，就是为了帮助你了解心中的那个治疗师。

和自省的艺术家一样，你需要倾听自己的身体、大脑以及精神世界；用关怀、开放以及深情的方式表达自己看到及感受到的一切；集中关注心中治疗师的声音与行动。你正在发掘强大的人生力量，随时随地、无处不在地进行着创造性活动。这是人类简单、自然又固有的特点，与无穷生命之源相通。艺术创造可以打开这股洪流。这个方法将教会你在关注自身心灵健康时如何进行对心灵的自然治疗流程。

每次进行艺术创作时，富有创意的自我就会得到重生。每一天你都会获得存在、感受与行动的新方式。每一天，我们都可以重新创造自己。这有点像在水泥的缝隙中生根发芽的小草。有了创造性治疗力，你可以长出新的嫩芽，控制并利用新的形式、想法、愿景及现实。表达有着无穷无尽的可能性，这能在本质上让你得到解放，让你得到治疗。

经过多年的教学，我们可以自信地说，这个过程比想象中要简单得多，但对大多数人来说，这会是艺术创作的全新形式。有些人会因为心中的批评者而阻止深层的感官艺术表达，即便专业艺术家也会遇到这种问题。很多人都害怕在小组中分享隐私信息。

请释放心中的所有疑虑。我们马上开始第一次意象导引，我们会回到过去，面对心中的批评者找到灵感源泉。

在着手第一个艺术治疗计划前，我们需要做好如下几个准备。

> ▷ 找到进行艺术治疗的地方；
>
> ▷ 找出进行艺术治疗的时间；
>
> ▷ 准备基础艺术品材料，也就是你的医用艺术品工具包；
>
> ▷ 创建或加入一个艺术治疗小组（非必选）。

在生活中创造艺术治疗的空间 / 时间

对我来说，进入艺术与治疗领域，就像踏入了神圣的空间与时间。每周执行治疗计划都让我感到兴奋和愉快。

——特洛伊（Troy）

佛罗里达大学精神性治疗与创造力课程学生

对很多人来说，照顾好自己是治疗痛苦的关键步骤。但不管"让自己成为治疗流程的核心"这个决定如何重要，有时候真正行动起来的难度并不小，尤其是那些关心周围人的好心人。护士黛布拉（Debra）在创作时觉得自己很自私。她过于习惯照顾别人了，所以当她把时间全部投入到自己身上时，她产生了罪恶感。患上乳腺癌后，黛布拉意识到自己理应得到别人的照顾；更重要的是，她需要照顾自己。在治疗过程中，她与世界知名的雕塑家克里斯蒂娜·科尔巴特（Chris-tiane Corbat）一起创作了一件艺术品。克里斯蒂娜用石膏为每个照顾过黛布拉的人制作手模。每个人都将一段充满爱的信息留在了石膏做成的掌印上。每次读到这些信息时，黛布拉都会大哭。她意识到，自己配得上朋友、家人以及看护人员对她细致入微的照料。黛布拉这件艺术品的关键部分在于，她这个通常送出关怀的人接受了她需要且想要得到别人照料的现实。

为治疗而进行艺术创作，重点在于创造一个机会去做自己想做且需要做的事情，从而获得真正的完整和健康。其中的重点在于治疗人生。把自己放在重点位置——因为你配得上。只有关心自己，你才能为家人、孩子、朋友、同事、社区及环境付出更多。

治疗过程的一个关键部分，就是给自己留出创造的时间与空间。

第一步：留出时间

在一个节奏越来越快、越来越高效的世界，时间可能是最宝贵的资源。为自己留出时间可以说是最有效的治疗工具。更多地关注自己后，你就能倾听并了解自己。

我们建议，你可以确定一个每周的固定程序。根据自己的时间安排，每天或者每周都进行艺术创作——你只需要保证那段时间不受干扰就可以。在我们的课堂上，有些特别兴奋的学生可以连续创作几个小时，也有人会根据自己的时间做出调整。不要担心自己是否会错过其中几天。记住，你是在治疗自己，改变自己的人生。这不是负担，不是任务，也不是必须要做的事。这是一种快乐，是自我发掘的历程。这个过程应当充满活力。

首先，你可能需要在一周的某一天或一天的某个时间进行试验。确定自己更喜欢早上还是晚上，直到找到适合自己的时间为止。最简单的方法也许最有效。这只是起点。找到最佳程序后，连贯性的重要性就会体现出来。这是你送给自己的礼物；你是为了健康、感受完整的人生、成为一个富有创造活力的人才进行这一治疗的。你需要对自己有足够的重视才能做这件事，把这个简单的活动当作人生最重要的事情。正如我们在第 1 章中说过的那样，你并不一定要在学习艺术治疗的过程中完成。你完全可以跳过中间几周，把更多的时间用于艺术创作。只要完成医用艺术品的创作和最终作品，你就完成了这个治疗方案。

第二步：创建自己的神圣空间

接下来，你需要创造一个能够反映自身活力的实体空间。这个空间可以是任何地方，比如，日记本，床与卧室组成的"庇护所"，厨房一角，阁楼，后院里的小屋及车库里的工作台。

什么是神圣空间？如果走在路上看到一块石头，也许你会恼怒地把被看作障碍的石头搬到一边。如果你是虔诚的佛教徒，你会想佛祖打坐时坐在上面，那块石头可能是最为神圣的地方——那是一个可以追求慰藉或避世的地方，这里充满能量，具有重大意义。每个人都拥有各自不同的神圣空间，这些空间与一个人的人生经历及信仰密切相关。

在艺术治疗过程中，神圣空间具有非常重要的作用。在我们上过的所有课程中，所有艺术品都是在创造了神圣空间后完成的。在进行意象导引及创作艺术品前，迈克尔会先进行祈祷，还会点燃鼠尾草，使用印第安人的能量轮；玛丽会先进行意象导引，随后祈祷，最后在音乐与蜡烛的陪伴下进行短暂的艺术创作。但我们不会在普通的空间做这些事情；上述活动均在神圣的艺术治疗空间进行。

创建一个与普通空间感觉不同的地方。播放轻音乐，点燃蜡烛或香氛，摆上你喜欢的东西。为保护隐私，在周围创造一个属于个人的充满爱的边界。这里是你的神圣空间，属于你的治疗圣殿。我们保证，全新的神圣空间与时间能够激发你的回忆，你的脑海中会不断浮现图像。平常生活中，你不会把这么多的精力集中在静止上，深入内心的程度也不足以让自己真正具有创造力。

艺术治疗的过程发生在神圣空间与时间中。这是一种从古时候就存在的治疗方式，且形式多样，比如非洲的舞蹈和美国原住民的各种仪式。在世界各地，这种治疗通过众多艺术治疗计划逐渐回到了现代医疗保健体系。我们要求学生用古老而智慧的方式创造一个神圣空间。这是在工作室、家里及病房中创建空间的最佳途径之一——正如一名学生所说，这是一个"改变频道"的地方，我们在这里可以脱离普通时间与空间的限制。

萨曼莎的故事：绘画带来营养

萨曼莎（Samantha）是旧金山大学整体健康研究学院的学生，她向我们讲述了为艺术留出时间与空间的重要性。长时间工作经常中断已经开始的艺术创作，导致心中的批评者更容易扎根；当人们与真实的自我失去联系时，心中的批评者有时还能让我们产生抑郁。萨曼莎对她的情况进行了说明。

大三那年，我收到了一份全额奖学金，要对精神健康进行两年的研究。我觉得赢得这一知名奖励是一生难得的机会，我愿意跨过那道门槛，进入学术世界。我很兴奋，立志成为一名学者。为了实现这个目标，我把大量精力都集中在工作与学习上，这导致在我的领域中不受重视的创造性实践沦为背景。工作成为我的第一要务，我将数不清的时间投入到读书与写文章的脑力循环中，尽可能多地吸收各种信息。

没有艺术实践的日子从几天变成了几周，又渐渐发展到几个月。慢慢地，我的生活也变成了干涸的河流。我不开心，没有活力，我感觉自己被困住了。我研究的课题无法为我的创造性灵魂提供养料，而我在过去的人生挑战中付出了巨大努力才激活了自己的创造性灵魂。我无法再像过去那样笑，我觉得自己营养不良、疲惫且身体过载。

我切断了与自己深爱的艺术之间的联系，放弃了为我提供养分的艺术实践。我感觉自己逐渐滑向黑暗的深渊。我感觉自己精疲力竭，病得非常严重。疾病与缺乏活力迫使我减慢速度，退后一步，倾听自己身体发出的声音。我的精神告诉我，要看看自己的眼前。减轻痛苦的方法，其实一直就在眼前。我需要创造艺术品，我需要画画，需要回归艺术实践。

我遇到一个男人，开始跟我一起画画。我们两个人一起画画。我画出了字样，这些字样能够提醒我自己的核心与本质。我画出了名言警句，提醒我去做真正的自己，保持本真。

我们在室外作画，在城市里巨大的墙面上作画。每次画画，压抑在体内的情感就会得到释放。画画的过程教会我如何摆脱那些不再有用的情绪与想法。画画打碎了"你不够好""你不配""你是个失败者"这些阻止我活出真正自我的情结与负面信息。和同伴一起画画，让自己被外界视作一个正在治疗创伤的女性，这加速了我的治疗。他在治疗过程中陪伴我，尊重我的工作，在我陷入挣扎时支持我、鼓励我。

　　和萨曼莎一样，我们发现，当人们抽出时间、留出空间将注意力集中在治疗上时，他们的世界会继续扩大。他们会尝试新事物，愿意先进行自我治疗。他们激活了体内休眠的感官，他们在黑暗中能看到由我们的精神点亮的明灯。多年来作为这个流程的推动者，我们发现这个质变过程仍然具有鼓舞人心的作用。能参与这么多人的觉醒过程，我们深感荣幸。

艺术治疗时间 / 空间一览表

　　在自己心中为自己创造一个空间，抽出时间创作具有治疗力的艺术品。

- 在生活中留出时间与空间。
- 致力于为治疗而进行艺术创作。
- 将艺术看作自我治疗的重要工具。
- 把自身视为治疗流程的重点。
- 确定一个每周都进行艺术创作的固定程序。
- 在周围划定爱的边界。
- 用祈祷为你的神圣空间与时间祝福。

搭配医用艺术品工具包

　　在动手制作第一件艺术品前，你需要准备好一些东西。

艺术治疗日记

你需要的第一件艺术治疗工具，就是一个可以在上面写作、涂鸦、进行头脑风暴的日记本。这些年来我们发现，记日记是艺术治疗领域最有效的工具之一。日记本质上是属于你的探索模式，在接下来的时间里，你可以收集治疗过程产生的物品。

日记不局限于解释或文字性的艺术品。比如，假如你的内心住着一个雕塑家，你可以畅想雕刻，在日记本上画出草图。如果想做音乐家，你可以写下旋律与歌词。艺术治疗日记其实就是微缩的工作室，你可以在这个空间拓展自己的想法、感受与情绪。你在这里可以涂鸦，可以做拼贴画，可以写下自己的想法、梦想或者自己喜欢的话——这是家之外的另一个家。日记是有生命的，可以同时成为你的灵感、密友、工作室及展览场所。

看看自己的生活环境，找到一个环境美好、每天都可以写日记的地方。找到一个有着特别物品、美好事物，并且有着自然光、景色优美，也许有着你喜欢的音乐的地方。找到你最喜欢的书，摆在随手可拿的地方。最开始，其他艺术家或导师的激励，能够对你起到帮助作用。日记可以创作出一个能量场，以此为起点，你就能进行艺术创作。日记就像是一份邀请，邀请你与自己的内心接触，走进自己的心里，让你的人生成为可供创造力施展的画布。

日记将会成为创造流程的试金石。日记包含了你的创造性思维，可以容纳你创作的部分艺术品；日记是一个载体，是你的伴侣与朋友，其本身也具有生命。当你在写作、画画以及回顾自己写作、绘画的内容时，日记也能帮你进行反思。

日记可以帮助你养成简单的做喜爱的事的习惯，同样也能帮助你完成最终作品。举个例子，一位女性决定将自己的摩托车照片放进日记。她画画并收集摩托车的图片。她的画作的主题集中性很强，也就是创作与摩托车有关的艺术品。有一天，她做了一件长久以来一直想做的事：她为自己的摩托车画了张画，并在画晾干后骑摩托车出门兜风。她在日记中写道，她想在任何时候、在没有任何计划或目的地的情况下骑摩托车去任何地方。这改变了她与自身学业和职业目标的关系。日记帮助她与内心的另一部分建立起联系，这一部分的她希望放松，即便不知道目的地在哪，她也会随时去做自己想做的事。了解自己的真实想法后让这些行为变得有逻辑可依。医用艺术品就是如此；起初它只是一个你自己喜欢的想法，最终成品会把爱回馈给你！

我们一直记日记，我们的学生与医院项目里的病人也是如此。凭借这个简单的工具，我们见证了太多的转变。记住，日记不是批判之地，而是艺术自由的空间。重要的是打开心扉，让内心的光照亮整个世界。

基本艺术治疗补给品

  这本书是帮助你走进本地艺术材料商店、享受乐趣的绝佳机会。本着娱乐精神，选出显眼或者能与你产生共鸣的材料——也就是你知道自己愿意使用的材料。试验各种材料。仔细查看货架，看什么东西能够吸引你的眼球。过去你可能从没做过这样的事，这可能是你第一次走进艺术品商店。试着不去担心，而是沉浸其中。购买自己负担得起的材料，你并不需要特别高级的东西，也不需要非常多的材料。如果买不起，那就开动脑筋、发挥创造力，在家里寻找可以循环利用的东西。你也可以使用孩子的美术用品或办公室文具。

  上课时，我们会带来大量补给品，其中包括：

▷ 不限种类的日记本。

▷ 彩色铅笔、蜡笔、彩色粉笔和橡皮。

▷ 空白的纸片。

▷ 胶水、剪刀、直尺、三角尺、量角器。

▷ 黏土或彩泥。

▷ 颜料、亮片。

  你也可以为旧明信片或照片重新赋予新的意义。比如，上课的学生收集过：

▷ 杂志和报纸，收集可用于制作直观日记的图片和文字。

- ▷ 明信片、卡片或者来自博物馆、艺术馆及旅行手册上的图片。
- ▷ 人脸、动物或其他的感兴趣的物品的图片。
- ▷ 吸引你的诗歌或句子。
- ▷ 来自爱人、朋友的旧信件。

在家里、桌子上、背包里或者房间里设立一个艺术箱或艺术区域，你可以随时拿起补给品进行创作。

假如你不确定想在日记中使用什么样的材料，我们建议你列出一份清单，列出你特别喜欢的东西。列出这份清单后，再收集照片、诗歌或名言警句对其进行装饰。

你也可以让日记变得更有个人特色。拿出新的补给品，在日记本封面上做一个拼接画。用丙烯酸树脂漆在封面写上自己的名字，贴上从杂志上剪下来的字，用画刷把各种材料组合在一起。无论选择什么，都要让日记反映真实的你。这一切都旨在打开你的内心世界，让自己变得更有创造力，让自己成为艺术家，为自己打开各种可能。体验全新的音乐演奏方式，成为舞者，打造一个花园，购买植物装饰花园，烹饪时注重色彩搭配与气味，用艺术细胞去烹饪。当你的人生力量有了具体的表现形态时，创造力自然而然就会浮出水面；行动只是创造力的体现。

收集完工具包所需的主要工具以及让日记变得更有个人特色后，你就做好了制作第一个艺术治疗作品的准备。

本阶段实践

"最开始我很害怕自己不是艺术家。"圣茨艺术治疗项目的参与者特里（Terry）曾经说过这样的话。他担心其他人对他的作品的看法。特里最初和很多学生一样，他们在生活中存在各种障碍，阻止他们进行艺术创作或者发挥创造力。

不管是职业选择还是过去的批评导致我们放弃创造性思维，几乎所有人都在人生的某个瞬间经历过无法发挥创造力的情况。记住，这些障碍不会再继续拖你的后腿了。唤醒心中天生的艺术家，这个风险值得去尝试。你可以摆脱任何不安全感和拘束感。生病、出现抑郁、人生缺乏意义，这些问题的危险都远高于成为艺术家。这是一个摆脱恐惧的机会。所以你过去担心的事，如今已不再重要。

我们都需要面对心中的批评者，就是这个声音对我们说，"我们太笨拙，不能跳舞""五音不全不能唱歌""人生经历不足，不能写作"，等等。心中的批评者不仅会对我们的作品有意见，他们还会不断对我们说："我们不够优秀""没有足够的天赋去追逐梦想"。可就像特里说的那样："首先，我摆脱了心中的批评者。随着创作的作品越来越多，我不再担心别人的看法。诚实、无批判的精神给了我勇气。"

现在轮到你对心中的批评者说，安静一会儿，让我做真正的自己。这是发挥艺术创造力、开启治疗过程的基础却又关键的一步，这个治疗过程理应是一个无批判、充满爱意与支持的过程。你是为了治疗自己、他人或者群体，而这正是真正的动人之处。

意象导引：与心中的艺术家见面，摆脱心中的批评者

我们在前面提过，根据经验，在神圣空间进行的治疗性艺术创作具有最好的效果。每周在课堂上进行这个流程时，我们都要先冥想，从自己的精神信仰中寻求帮助。接下来，我们会创造一个具有保护性的、安全的、充满爱的空间，创作医用艺术品。我们会在每一阶段实践开始前先完成这些流程。

前往被你认定为艺术治疗空间的安静地带。放松，让呼吸慢下来，安静地坐上一会儿。想象任何能够帮助你深入关注自己人生的存在。请求他们祝福你的艺术创造与治疗流程。向他们表示感谢。请求他们指引你，向你发出可以转化为艺术品的图像，帮助你治疗自己、他人以及群体。完成这些步骤，你就可以着手创作艺术品了。

心中的艺术家

　　闭上眼睛，休息，放松。当你减慢速度进行深呼吸时，让生活中的紧迫感离开你的身体。吸气时让下腹部鼓起一点儿，呼气时再让下腹部凹下一点儿。伴随每一次呼吸，想象自己吸气时体内细胞之间的空间也变得越来越大。呼吸时，让光线与能量填充细胞之间的空间。光线可以是白色的，也可以是蓝色的、绿色的——你觉得合适就可以。

　　现在，被光线包围的你可以进一步放松。让呼吸变得更深。随着吸气与呼气，你的下腹部会不断鼓起、凹下，让你进入更深层。让大脑带你回到小时候或人生的某个时刻，这个时刻能让你的艺术创作充满快乐与愉悦的感觉，在这个时刻你无拘无束，可以从艺术角度完整地表达自己的人生——你可以选择跳舞、演奏音乐、画画、写诗，甚至是表演。回到你真正进行了艺术创作的时光，你在那段时光让自己真正具有了创造力，真正获得了满足感。

　　回到那个富有艺术性的瞬间，走进自己的身体。回忆当时的感觉。记住周围的世界；进入艺术创作环境，记住当时的体会。看看自己的手，感受材料的触感，记住自己的想法，体会当时的兴奋心情。全身心沉浸于这段回忆。在其中的纯洁与美好中休憩。体验那种美好的感觉，观察自己乐于创作的艺术品。与心中的艺术家见面，这是一个你可能很久都没遇到的精神内核。

心中的批评者

　　在人生变得一成不变前，你是否有过梦想？在你无拘无束、认为一切皆有可能时，你渴望什么？是否有那么一个瞬间，有人对你说，你做不了某件事？也许有人告诉你，你画不出直线，或者必须在界线内涂色？也许有人说你太难看，或太笨拙，不适合跳舞；或者说你五音不全、弹不了钢琴；或者说你太烂，练习得不够勤奋。这个人可能是家长、老师或者其他人，是他们导致你无法发自内心地画画、跳舞、唱歌或者演讲。也许这个批评者不是别人，而是你自己；也许和别人对比后，你感到尴尬。

　　回想自己做了美好的事情，但却被其他人告知不正确的时候，是不是有人说你的音乐永远赚不到钱？也许他们说你不该做艺术家，应该做律师、银行家或者医生。在内心，勾勒出说这些话的人的形象。听他们说，看他们批评自己。在自己的身体里，你产生了怎样的感觉？明确地看、闻、感知这些场景。

　　如果上过艺术学校或者艺术课，你也可以想象自己受批评的场景。你创作出了自认为优秀、自己喜爱的作品，却被告知那不是艺术、卖不了钱，或者不符合当时的流行风潮。

　　无论过去的经历究竟是什么，走进那个瞬间，想象一切在自己的眼前缓缓展开。看到那个说你不能创作艺术的人。记住他们说了什么话，发生了什么情况，记住自己那时的感受。在自己的感官与记忆中搜索，直到产生真实的感觉。你听到的声音正是来自心中的批评者，它阻止你突破社会的限制，成为自由、有创造力且真实的自己。

现在，我们需要释放这个批评者。放手让它离开。想象自己把心中的批评者关进房间，放进箱子，关进隔音的壁橱，或者干脆送到其他星球——让它去任何地方，只要不是自己进行艺术创作的地方就行。在你为治疗而进行艺术创作期间，让他们保持安静，远离自己。愿意的话，你可以感谢他们让你生活在安全地带；但要告诉他们，现在你要进行艺术创作，所以不需要他们的声音。你正在做自己需要做的事——直面自己的恐惧，揭开自己的伤疤。批评者离开，你就会做回真正的自己。看着他们离开，看着他们越来越远的，或者看着他们走进箱子或房子，直到消失。

暂停一下，让这个画面消失。放松，长出了一口气。

回到现实。感受自己的身体。感受椅子、地板或者床，带上意象导引中自己的感受和印象。接下来，我们会进行更多的意象导引，进一步拓宽这个空间。

医用艺术品：根据意象导引，画出你心中的艺术家和批评者

关于第一个医用艺术品，你需要回想在意象导引中自己与艺术家见面、释放批评者的场景。用普通的笔、水彩或油彩，画出自己看到的情形。你可以画出在自己想象中看到的形象、文字或者图案；你可以描绘一个场景，也可以进行一系列创作。你也可以拼接、画火柴人，或者制作陶土模型。

你可以为批评者画出或制作一个容器。这个容器既可以复杂，也可以是他们无法逃离的日记本中的一页。用围墙围住他们，也可以画个监狱，或者干脆把他们画进一艘宇宙飞船。当你需要进行艺术治疗时，就把他们送走。

迈克尔的课堂上有一名女性，将安放批评者的容器当作最终作品。在几周时间里，她在一个精美、复杂的盒子里构建了另一个盒子，使用完全相同的锁和钥匙。她把批评者的图片和说过的文字放进了较小的盒子里。作品展示时，她当着全班的面锁上了盒子。每个人都在欢呼，就像她锁住了所有人心中的批评者一样。

艺术创作过程也能揭示你所喜爱的艺术媒介，从而确定自己在最终作品中希望使用哪些材料。在这个过程中，你也可以把注意力集中在心中的艺术家上。

假如意象导引没能立刻产生值得你注意的场景，不用担心，信手涂鸦即可。那时候想到什么，就进行什么艺术创作。你可以先画出几种颜色、抽象的形状或者纯色。记住，这里不存在对错问题。只要你不愿意，你无须向任何人展示作品。创作第一件医用艺术品的目的是在摆脱心中的批评者的同时，开始接纳并信任心中的艺术家。

你可以随意暂停，随时返回。按照自己的节奏行动就是了。如果愿意，在艺术治疗小组里分享自己的创作。如果独自行动，那就在日记中写下自己的经历。重要的是相信意象导引脑海里浮现的"不要去批判"。

根据意象导引制作医用艺术品

‣ 试验不同材料：水彩、拼贴、油彩、彩色铅笔、蜡笔，等等。

‣ 记住意象导引中吸引自己的一个画面，把这个画面画出来。

‣ 用半个小时画出吸引自己的画面。

‣ 播放音乐，帮助自己放松。

‣ 如果没看到自己想画下来的场景，那么就画任何自己想画的东西。首先是颜色，其次是形状。慢慢来。

‣ 在画画的问题上，没有对错之分。

‣ 这不是一个需要向他人展示的测试或作品，而是用于治疗的艺术品。

‣ 不要评判，画就是了。

总结

» 创建艺术治疗的神圣空间 / 时间。

» 搭配医用艺术品工具包。

» 与心中的艺术家见面。

» 摆脱心中的批评者。

» 画出意象导引中的场景，用日记记录。

» 根据意象导引及日记完成第一件医用艺术品的创作。

第 3 章

将心中的艺术家与治疗师结合在一起

> 艺术家与治疗师是一体的,正如人们相同的心跳节奏。沉浸于宇宙洪流,这将为我们打开一扇大门,了解我们作为艺术家—治疗师的本真。

在这个阶段,我们将用与心灵产生共鸣、具有改变人生效果的精致艺术品,唤醒我们心中的治疗师。

学习为治疗而进行的艺术创作,与学习成为职业艺术家是两回事。这是一份邀请,你可以采用任何形式的艺术,将自己与自身的生命力连接在一起。

我们在过去这些年发现,当深刻的个人艺术触及一个人灵魂的核心时,比如,唱歌、写诗或者画画,其效果一般很好。全美各地参与"医学中的艺术"治疗计划的人都发现了这一能够改变他们人生的强大治疗方式。

即便那些自认为伤口永远不会愈合的人，比如，从战场归来的战士、癌症患者，或者正在从共同悲剧中恢复的群体，也能开发出治疗工具来治疗自己的心理伤疤。让我们以劳拉（Laura）为例，她是迈克尔在波利纳斯艺术治疗力课堂上的一名学生。劳拉上课时话并不多，也没有透露太多与个人有关的信息。但在最后一天，她改变了所有人。

劳拉的故事：在黑暗中起舞

轮到劳拉展示最终作品时，她在人们围成的圆圈中站了起来，然后停顿了一下，看着每个人。她从包里掏出一块彩色披巾披在身上，然后走到圈子的中心。她告诉全班，她要用舞蹈治疗一段被强暴的经历。

其他人消化这个事实时，你能看到他们的反应，听到他们轻微的惊呼声。他们知道自己将成为重大事件的见证人。

劳拉开始跳舞。在这神圣的时刻，我们被她舞蹈中的力量与美感深深吸引。第一个小动作就像一阵风刮过。她摆动手臂，我们跟着她一起摆动。她就像古代的祭司一样自带光芒。

她的动作很快。她身上的能量越来越多，各种颜色交织在一起。她似乎正在从天空和土地中吸收能量，仿佛古老的精神正在帮她深度治疗一样。

在舞蹈过程中，她的力量也在不断增强。随后，她的动作变得暴力起来，她好像正在推开强暴的能量。当她跳舞时，我们都能感受到治疗与能量。她用强有力又振奋人心的舞蹈，治疗了房间中的所有女性及男性。我们说不出话，安静的劳拉却似乎发出了震耳欲聋的声音。她用文字向迈克尔解释了这段治疗的意义以及在她康复过程中起到的作用：

我很挣扎。我的感情生活很痛苦，我挣扎于前几年发生的事情。作为一个遭受过强暴的女性，我无法展现自己的力量。我无法把自己当作幸存者，在我眼中我只是受害者。我是那个向年轻女孩做下如此残暴行为的男人的受害者。我是那个对此视而不见的家庭的受害者，因为他们没有，也不知道该做出什么反应。我的内心是破碎的，但我总是轻松地戴上"我很好"的面具。我已经这样做了 13 年。

那些年里，很多时候我都在用酒精、药物和性掩盖自己的痛苦。走出这个状态后我遇到了另一半，我向他坦诚了这段经历，他对我非常支持。随着时间推移，我仍能感受到残留的痛苦。我不知道怎样才能得到合适的治疗。我开始从祭司那里接受指导，我进行了谈话疗法，也在写日记。但我似乎看不到任何进展。我发现自己仍有耻辱感、自我批判和不安全的感觉。这给我的感情造成了巨大的影响。因为我的绝望，我们决定分开一段时间。

我决定在第二年秋天加入艺术治疗这门课。课程的名字听起来很棒。对我来说，舞蹈艺术一直是让我沉浸在音乐与移动中、从不同角度感受自己身体的一种方式。过去我从没带着阐释内心痛苦的意图去跳舞。

那时的我不知道，这门课会温柔地将我拉出黑暗，让我带着记忆跳舞。我终于真正放手了过去的历程。

很多人的最终作品都与强暴及性虐待有关，即便那是最难以启齿的故事。正如劳拉所说，"黑暗"可能是人们心中极深的伤痛，却被日益复杂的日常生活掩盖，直到对一个人的精神与身体产生肉眼可见的影响。而艺术可以成为治疗这种极深伤痕的强力工具。

我们会在未来更多地讨论劳拉和她的故事，我们会深入了解如何面对自己心中的"黑暗"。劳拉的舞蹈在这里展现了艺术治疗的真正意义，也就是让充满感情、勇敢的艺术治疗师出现在你的人生中。

作为爱人的艺术与治疗

瑞秋·纳奥米·雷蒙（Rachel Naomi Remen）是加利福尼亚大学旧金山分校医学院家庭与社区医学的临床学教授，

她写道："在最深层次，创造过程与治疗过程拥有同一来源。"但我们总是忘记，第一个艺术家和第一个治疗师其实是同一个人。艺术治疗起源于对这一神圣结合——即迈克尔在塔马尔佩斯山顶看到的景象——的热切接纳。

从人类初具意识时起，艺术创作与治疗就在很多文化中被视为一体，不可分割，需要在一个仪式中完成。世界上第一个艺术治疗活动是狩猎文化中的音乐与舞蹈仪式。这些人类先祖相信，参与深刻、有韵律感的音乐及艺术表达可以让得到治疗的精神摆脱人体的束缚。

卡拉哈利布须曼人（Kalahari Bushmen）称之为"沸腾的能量"。布须曼人是活跃于非洲沙漠地带的游猎民族，直到 20 世纪 50 年代才发展起农业。人类学家认为，观察人类祖先的生活方式可以得出几百万年来人类利用艺术进行治疗的众多线索，只是这个知识逐渐失传。

哈佛大学卡拉哈利研究小组的理查德·卡茨（Richard Katz）拜访过布须曼人，并在他的《沸腾的能量》（*Boiling Energy*）这本书里写到了布须曼人的治疗舞蹈仪式。在他的描述中，整个族群的人都会参加这种一周可能进行数次的通宵舞蹈仪式。布须曼人相信舞蹈能解放他们体内沸腾的能量，是一种治疗方式。在舞蹈仪式中，他们的身体会变得非常热，浑身散发出巨大的能量。这种方法通常能平抚疾病带来的伤痛。连续跳舞几个小时后，有时他们会陷入恍惚，周围的人会触摸并帮助他们。

这种群体治疗仪式是布须曼人生活的日常组成部分，既不特别，也不矫揉造作。他们的世界观中包含艺术治疗。如今的人类文化已经出现改变，群体中的每个人都是艺术治疗师。一些具有天赋的艺术治疗师开始为各个群体服务。

萨满是游猎部族中负责相关仪式的专业人员。传统的萨满会唱歌、跳舞、创作音乐并击鼓，他们会制作服装、拨浪鼓及头饰，在仪式中引领观众或参与者。艺术具有变革作用。创作出的艺术品可以用于治疗、祝福猎人、治疗群体并改变世界。

但在世界各地的部落文化中，神圣仪式和萨满最终走向了消亡。艺术与治疗逐渐分离。现在我们有了现代医疗手段，而艺术则被看作少数人的特别天赋，被郑重地置于艺术馆或博物馆中展出。

我们认为，是时候让艺术与治疗再次合二为一了。这一转变过程的威力十分强大，不应该局限在专业人员范围内。我们的身体、家及群体需要每个人都成为艺术治疗师。

就像劳拉触及自己体内沸腾的能量一样，我们希望你也能将注意力集中在自己体内沸腾的能量上。通过创作艺术作品开始在这方面集中精力。观察古代文化的治疗之舞，其中包含着在今天也适用的重要经验。

▷ 参与是关键。舞蹈（艺术）是由每一个人完成的，不存在核心人物对病人做了什么的情况。即便有人领舞，但治疗仍是由舞蹈者本身完成的。身体的活动解放了治疗能量。艺术创作解放心中的治疗师后，舞者实际上成了自己的艺术治疗师，而且他们在整个小组中分享了这种能量。沸腾的能量源于每一个人。当你进行艺术创造并集中关注内心时，由创造造成的恍惚会带你进入一个充满创意、愿景及想法的地方。你可以模仿这种冥想，创造治疗艺术，分享给世界上的其他人。

▷ 艺术治疗是个简单的概念。人们在这个过程中不会分割艺术与治疗。他们的治疗舞蹈只是对能量的"解放"，是一种转变。尽管确实让人兴奋，但这绝不是娱乐。舞蹈与治疗是一体的。我们不能说舞蹈治疗了疾病，但跳舞确实产生了治疗效果。

我们在前面提过，人类在历史上存在大量利用神圣人物画像进行治疗的传统。你可以尽情地将这些形象融入自己的治疗过程，或者将自己的灵感在艺术治疗小组中分享。不论你的信仰及背景如何，当你创作自己的治疗艺术品时，你就像古代的艺术治疗师一样，将这些形象的能量带入了生活。

艺术作为治疗力的生理机能

艺术具有治疗力。这不仅是一个经过时间检验的传统，同时也是得到科学验证的事实。我们可以找到数千份研究，证明创造力、艺术及精神体验有助于疾病的康复，还能加速个人成长。由于艺术与治疗可以改变身体的生理机能，因此对身体的康复也很有效果。《公共卫生期刊》（*Journal of Public Health*）上的一份综合研究报告调查了近期所有描述了艺术具有治疗效果的研究。结果显示，艺术在很多领域均能提高治疗效果，改善生活质量。

在很多研究中，艺术治疗都展现出了以下特点。

▷ 提高社会支持、心理强度，帮助人们获得对自身疾病体验的新认识。

▷ 有助于人们表达复杂的感情（焦虑、孤立、恐惧）。

▷ 有助于人们应对创伤。

▷ 有助于人们体验愉悦。

▷ 有助于人们与精神内核建立联系。

▷ 缓解抑郁症状。

▷ 提高精神力。

▷ 减少压力、抑郁与愤怒。

▷ 改善免疫系统功能。

> ▸ 改变对疼痛的看法，减少对止痛药物的需求。
> ▸ 激发身心改变，加速治疗。

科学不会说谎；不管为了自己还是他人，带着治疗意图进行艺术创作时，当你摆脱了心中的批评者，邀请心中的艺术家与治疗师合二为一时，你就会立刻从恐惧、焦虑、竞争、评判及压力的生理状态转变为爱、关怀与治疗的生理状态。

这种生理机能转变的过程究竟是如何进行的？这种由精神转变引发的身体改变，是自主神经系统的产物。作为神经系统的组成部分，自主神经系统控制如心率、消化、呼吸、唾液分泌、出汗、瞳孔扩张及性欲等身体机能。自主神经系统有着两个相对的分支，也就是交感神经系统和副交感神经系统。

> ▸ 交感神经系统被唤醒会导致心跳加速、呼吸加快，血液被送至大块肌肉，还会将肾上腺素和压力激素送到身体的各个部位，从而产生生理上的警觉。如果面前有一只疯狂咆哮的狗，你的交感神经就会处于全面紧张状态。
> ▸ 自主神经系统中的副交感神经受到刺激后，会产生放松、肌肉重建、免疫系统改善及治疗的效果。脱离危险后，安全感可以缓解体内的紧张感，让你重

新回到自然、放松的治疗状态。

这被称为唤醒—释放循环，记录的是一个人对刺激性事件的反应。

我们以为大多数自主功能是无意识的，但现在我们知道，很多自主神经系统的活动都会受意识影响。你正在经历的画面与右脑被激活的神经元相连，这个活动会激活下丘脑，而下丘脑控制的就是自主神经系统。受意象导引启发而进行艺术创作时，你是在有意识地激活内部稳定或者对大脑和身体进行自我治疗。这是在用治疗、强化的方式重新构造旧的神经结构，创造新的神经突触。

你已经了解了这个流程的工作原理。头脑中的一个画面可以显著改善身体状况，在几秒内就能改变生理机能和血流状态。

事实上，大脑中出现的图像即便不是外部世界真实存在的东西也能对我们的身体产生影响。重要的是在心中看到这番场景，清晰地想象出来。例如，在公共场合发生的令人尴尬的事情，即便已经过去好几年，也会让你脸红。你的心跳和呼吸都会加快，血液流向消化器官的速度会减慢，流向大块肌肉的血液增多。

越能掌握好唤醒—释放之间的平衡，你对这个系统的掌控力就越强。艺术治疗是锻炼这种能力的简单可行的方法。

上述原则也适用于生活中发生的那些让你哭或笑的场景。这个回忆创造了极为强烈的生理反应，导致你对这个意象的体验不再限于精神层面，同时包含了身体上的感受。

看到自己前往不同地方、做各种事情、发现真相、帮助他人，这是艺术治疗流程非常重要的组成部分。这就是我们让学生尽可能多地想象精神体验的原因。当你想象出一幅美丽动人的场景时，身体就会做出愉快而放松的反应。你不需要身临其境，你的身体也会做出自然的反应，仿佛你真的身处那种环境中，从而进入治疗状态。

这种状态产生的深度放松及治疗的生理机能与祈祷及冥想产生的生理机能类似。自从哈佛大学医学院行为医学诊所的赫伯特·本森（Herbert Benson）博士在他的经典著作《放松反应》（The Relaxation Response）一书中提及这种现象后，其已被广泛认知。本森证明，仅凭冥想就能降低血压、心跳和呼吸频率，冥想也可以用作心脏病患者的主要治疗手段。如今，迪恩·奥内什（Dean Ornish）医生将冥想和瑜伽用作心脏病治疗的重要手段，以此减轻病人的压力。他还用这种方式进行精神集中训练，减少疏离感，增加连接与同一性。艺术治疗拥有更为强大的效果，因为这种方法会同时调动所有感官，有助于改善大脑状态，同时解决外部与内心世界的问题。这是很多文化将艺术治疗设置为仪式的原因，也是艺术治疗成为我们这一数周治疗方案中重要工具的原因。

当一个人把头脑中形成的治疗影像转变为艺术作品时（比如，绘画、跳舞、写日记、演奏音乐、为爱人制作一个花瓶、为年长的邻居建设一个花园、在自己的孩子与疾病斗争时与他们一起跳舞），这些艺术治疗行为能创造出深度治疗集中力和有意识的肌肉活动。如果脑海中出现的是愉快或者释放压力的影响，身体就会通过下丘脑中的副交感神经系统进入状态。心跳和呼吸速度会减慢，血压下降，血液流入肠子，身体的全部生理机能会出现改变。这个过程会吸引一个人的全部注意力，将他们从对外部世界的担忧中解放出来。这是自动发生的过程，艺术治疗师只需要精力高度集中，不需要做其他任何事情。大脑神经运动会接管这个过程，你会被带往"别处"，进入冥想这种高度纯粹集中的精神状态。

以上对艺术治疗体系的简化剖析，让我们了解了心灵如何与身体相连，以及大脑中的影像与肌肉运动对整个身体的刺激作用。通过放松反应，大脑中的影像自动产生了治疗效果。这个过程可能同时涉及以下五个感官中的多个或全部：

- 视觉；
- 听觉；
- 触觉；
- 嗅觉；
- 味觉。

意象与大脑不同区域被激活的神经元有关。被激活的神经元、神经活动构成的网络与身体只需三个简单步骤就能连接在一起。第一，它们将改变的神经脉冲传递给器官；第二，它们改变激素平衡；第三，它们改变大脑中的神经递质。

当意象从内部来到意识的表面并被释放时，就能产生深度治疗作用。例如，当一个人看到圣母像时，他们的脑海中就会出现圣母的形象。

体内的固有药房

神经化学物质

你在内心看到的景象将导致大脑特定区域释放内啡肽和其他神经递质。释放这些神经化学物质可以对脑细胞及免疫系统细胞产生影响，有助于缓解疼痛，提高免疫系统工作效率。白细胞可以攻击病毒，身体对疾病的回应能力也会发生改变。

当一个人通过跳舞、演奏音乐、感受让人放松且愉快的美好景象时，你就获得了深刻且充满激情的体验，你的身体确实会发生生理性改变，对自己进行治疗。当我们感受到精神内核时，身体内释放出的内啡肽能让人产生无比愉悦的感觉。它们让一个人感到充实、与外界充满联系，让人感觉自己是一个完整体，感到放松、颤动、兴奋与平和。

回到现实中，祈祷或者产生信仰的幻觉时释放的内啡肽可能是主要的治疗力。这是心理神经免疫功能发挥到最大限度的结果。心理神经免疫学（psychoneuroimmunology）这个词，用 psycho 指代心理，用 neuro 指代大脑中的神经网络，immuno 则是免疫系统。这是一门解释心中的想法或大脑中的画面如何影响人体健康的学说。

激素

幻想中的威胁或精神信仰的光芒点亮大脑中的神经网络时，激素会通过下丘脑渗透到我们体内的每一个细胞，肾上腺会发出信号，让其释放肾上腺素和其他激素，这些在人体内移动的激素会被受体接收。这个过程导致某些细胞收缩，同时另一些细胞会得到放松；一些细胞会行动，另一些则会休息。

意识中的一个画面或者一个行动，会让我们的整个生理机能发生第二次改变。第二次改变发生在化学层面，是激素改变的结果。这个过程虽然缓慢，但影响同样深远，身体中的几乎全部细胞都会受到影响。比如，催产素（oxytocin）也被称为爱情激素，会在你想象自己被爱包围时产生。这种激素会激发出爱、和平、关联感和治疗的感觉，增强意象导引对生理机能的作用。

当自主神经系统产生"战斗或逃跑"的生理反应，或者产生深层次治疗作用时，我们的心脏会密切参与这个过程。有压力时，我们会心跳加速；接受治疗时，心跳又会减慢。不过科学研究证明，心脏的作用不止这么简单。加利福尼亚州的心脏数理研究所正在进行与心脏有关的各项前沿研究，那里的研究人员正在对心脏智慧以及心脏在治疗过程中的重要作用进行更深入的了解。

心脏智慧既是全新现象，又有着悠久的历史。人们总是提到心的智慧：跟随你的本心，倾听你的心声。

心脏数理研究所对心脏连贯性进行了研究，通过副交感神经系统的放松反应减轻压力。总体来说，心脏连贯性就是让自己掌控不同节奏的心跳。遭受巨大压力时，人们的心跳会变得混乱而多变。这种或快或慢的节奏可以通过冥想、呼吸或心脏聚焦去改变，让心跳实现连贯。有意识地关注心脏跳动的节奏可以让我们拥有健康的心跳，心跳的速率可因此变得稳定。心脏连贯性可以减少压力以及人们对压力的反应，从而带来更好的治疗效果。

心脏数理研究所主管罗伯特·布朗宁（Robert Browning）向美国各地的学生及健康机构传授心脏聚焦法

（heart focusing），帮助人们让心脏回到连贯状态。他们的合作对象包括医生、护士、军队工作人员及其他相关人员。

心脏数理研究所中的设备还可以测量心脏的电磁场，他们发现这种磁场的辐射范围为人体外的 1~1.5 米，好像人体这个无线电台向四周发射信号一样。如果从这个角度看待人体，我们就能理解"创造力以心脏为中心向外扩张"这个观点。人类属于有意识的发光源，"有意识"是其中的关键词，我们拥有身体和精神。很多治疗艺术家，如画家亚力克斯·格雷将人看作一个完整体和统一体，是身体和精神达到和谐后的产物。不管怎么说，你都是一个完整的精神体。每一个人的心脏活力都能创造出一个充满光芒、爱与精神的电磁场。

在治疗过程中，我们会用到上述心脏电磁力。在数周的治疗计划中，我们会使用心脏数理研究所及其心脏研究的一些基本工具。我们会介绍一些简单的心脏连贯性练习，例如，"生活在心脏中心""呼吸融入心脏""激发感激与欣赏"。这有助于生理机能的改变，帮助心脏稳定下来，让心跳变得更加平稳与规律。你的心脏因此可以与生命节奏，以及回响在每个人、每个动物的心跳实现同步。从这个角度看，心脏拥有极高的智慧，与人类大脑不相上下。通过创造具有深层治疗效果的艺术作品，心脏的这种特点就会得到强化。

本阶段实践

将你心中的画面转变为治疗艺术品，改变体内的神经脉冲，为体内的每个细胞都带来激素平衡。简而言之，现实中出现有利于自己及他人的治愈画面可以让人产生连锁反应，让身体的生理机能朝着治疗的方向发展。

在意象导引开始前，先让自己处在一个舒服的环境中。你可以坐着，也可以躺着。你需要解开紧绷的衣服，不要让胳膊或双腿交叉。闭上眼睛，体验艺术与治疗的重新结合。

意象导引：联合心中的艺术家与治疗师

减慢呼吸速度，深呼吸几次。吸气时，下腹鼓起一点，呼气时再让下腹自然凹陷。伴随着吸气与呼气，你会越来越放松。

也许你会产生颤动感，或者听到嗡嗡的声音；你可能会感到昏昏沉沉，也可能会产生轻飘飘的感觉；也许你能感觉自己的边界正在模糊，棱角正在软化。如果确实有这种感觉，那么就让它们继续发酵。

放松腿脚，让放松的感觉蔓延到大腿和骨盆。打开骨盆，放松下腹部。伴随每一次呼吸，释放你的压力和痛苦。接下来，放松胸膛，让心跳与呼吸慢下来。再放松手臂与手掌，最后放松脖子和眼睛。

你在内心看到了一个地平线，周围一片漆黑。让这种放松的感觉蔓延到整个身体。如果愿意，你可以数着自己的呼吸，每一次呼吸都会让自己再放松一些。感受自己的身体，你的身体在颤动，充满能量。这就是治疗，是属于你的沸腾的能量。

现在，想象自己正创作着你最喜欢的艺术品。你可以想象自己在画画、跳舞、写诗或者演奏音乐。不管在做什么，把自己想象成艺术家。看着心中的艺术家进行创作。你可能会想起自己创作艺术品的瞬间，比如，摄影、跳舞或者演奏。以这些美好的回忆为基础继续联想。看到这些美好的回忆后，再去看更为宏大的场面，看到自己在现时现地进行艺术创作。想象自己创作出了美好、充满感情与灵性的作品，体验作为伟大艺术家的感觉。也许你就能看到身体周围满是色彩丰富的能量。

现在，在内心寻找治疗师。看到身体中正在治疗自己的那部分，看到免疫系统以及受伤后正在生产新细胞的过程。深入观察自己的免疫系统、激素、跳动的心脏以及呼吸。你有能力从伤病及创伤中恢复。回忆自己获得治疗的所有经历，感受到治疗自己的力量。想象治疗自己、他人及群体；想象自己的手和能量场；想象将大地、天空以及宇宙的创造能量吸收进自己的身体，再释放出来。拥抱心中治疗师的美好与力量，感受他的能量与活力。也许你就能感受到你的祖先、导师或者其他给你能量的精神信仰形象的存在。

现在，让心中的艺术家与治疗师结合在一起，他们成了一个人。让艺术家接近治疗师，让他们结合，合二为一。无论看到什么、感受到什么都是可以接受的，只要让艺术家与治疗师成为一体就可以。

如果什么都没看到，那也没问题。这个转变发生在内心深处，超越了文字与画面。相信这个过程，一切都会发生。现在，看看周围存在什么。周围的状态能够帮助你成为艺术治疗师。你可能会看到自己的祖父母、老师或者爱你的人。看看在自己的精神之旅中会有哪些存在陪伴着你。他们可以用爱帮助你更好地治疗，也能提振你的精神。

你要意识到，自己的工作是神圣的。交出自身控制权后，松弛一下，让自己深入放松。不要害怕。

做好准备后，离开自己的幻想，回到现实，回到你进行这个练习的地方。首先移动自己的脚，然后是手掌。有意识地体验动作的感受。用脚掌接触地面，感受脚底的压力和地球的坚固。感受靠在椅子或地面的背部，感受自己的体重。让自己的精神重新回归身体，扎实、彻底地回归身体。睁开眼睛，看看四周。站起来，舒展身体。移动身体，感受这种移动。

回到现实后，你的艺术治疗师已经做好了将上述经历引入你的人生的准备。我们保证，每重复一次这种意象导引练习，你都会感到自己更加强大，能够看到更深层次的自己。

医学中的艺术：画出意象导引中的艺术家与治疗师

拿出日记本与艺术补给品，用文字、图画或者拼贴的形式描绘出在意象导引中看到的心中的艺术家与治疗师合二为一的景象。这也是深入了解自己的艺术治疗师的机会。他是舞者还是画家？这个新形象究竟什么样？是追求和平的勇士吗？是月亮女神吗？是医师吗？你能看到治疗自我、他人和群体吗？当人生成为艺术时，便不存在任何限制。享受快乐，确定自己在神圣的内心空间中究竟是什么样。

总结

艺术治疗的转变效果分为三个步骤。

1. 一个人通过创意过程，将治疗意图转变为想法、画面或者行动。

2. 通过神经脉冲、激素或者神经递质向细胞发送信息。

3. 生理机能的变化加强了免疫系统功能，细胞被激活。细胞的反应可能是消灭癌症细胞或者病毒，将血液送至生病部位，或者放松或者紧张。

在这一阶段——

进行意象导引，让心中的艺术家与治疗师结合在一起。

根据意象导引作画，通过浮现在脑海中的画面改变自己的生理机能。将艺术品用作释放这些感受的渠道。

第 4 章

艺术治疗中的精神

当我们创造出神圣空间，呼唤更强大的力量关照我们时，我们这一生就会得到改变——我们永不孤单。

我们希望你已出色地完成了上一阶段的治疗了，并且迫不及待地希望进行更多的实践。本周，你将讲述自己的精神历史。将这个部分融入我们的治疗方案，我们是为了向自己的精神历程致敬，也是为了向所有精神传统致敬。

我们利用艺术治疗将精神价值与创造力结合在一起，这绝非偶然。我们希望通过这种方式，将精神历程融入你的人生，使其成为贯穿你整个人生的重要线索。艺术治疗可以点亮一个人的精神世界。研究显示，艺术通过促进精神体验而具有治疗作用。你的精神历程可以让你自己内心的光芒变得更强。

精神历程是你的毕生工作。不论你是护士、艺术家、律师，还是园丁、工程师或医生，你的部分精神归宿就是自己的工作。这一章的目的，就是将你的精神与整个人生连接在一起。举个例子，当你确定工作时，那其实是在响应那份工作向你发出的召唤，那是你的精神内核长久渴望做的工作。

在这一阶段，我们也会教你学习使用一些让人兴奋、让人激动的工具，让你拥有更多通过艺术实现精神超越的可能。

我们生活的无限能量场

作为驻院舞者，因娜·达格曼描述了"精神"在艺术治疗过程中的作用："一个人可能说自己没有创造力，可随着时间的推移，情况发生了改变。美丽的创造力开始从一个过去的未知之地涌现出来。每当接到邀请，带着治疗的目的进行创作，并且去倾听一个人精神世界的声音时，创造力就会喷发。"

艺术治疗的目的，在于认识一个人的精神力量。很多艺术家都探索过这一能量领域，从希尔德加德·冯·宾根（Hildegard von Bingen）的文字，到幻想艺术家亚力克斯·格雷用脉轮及网格创作的画作，无不如此。

作为富有能量的生命体，我们生活在一个无限的能量场中。进行艺术治疗时，我们努力创造的正是这个"实体"。我们尝试体验与充满活力、富有创造力的自己在一起是什么样的感觉。我们的时间没有停滞，而是在流动。我们触碰到了心中的更深层的意识。

在我们的治疗计划中，我们是在有意地为了治疗进行艺术创作。我们通过聚焦练习、呼吸练习、心脏聚焦以及意象导引的方式实现这个目标。在这些瞬间，你可以放下心中的喧嚣，以感激的姿态认可自己。这个过程中最重要的一点，就是留出足够的时间去关注、爱护自己，尊重真实的自己。这就是创造力的作用。这也是意图如此重要的原因，感受自我本身就是一种体验。

当你为治疗而进行艺术创作时，你就超越了自己的躯体，超越了所有材料、机器或者物质形态。你进入了理解自身人性的状态。意识是工作的一部分，情绪、价值、态度和观点都成为工作的组成部分。这种全新的角度，这种新兴的身体生理机能、心理以及精神与其他人彼此相通，正是展现创造力后的结果。我们的意识成为光芒。你成为纯粹的发光体，成为爱的网络的组成部分。这不是局域化的意识，而是治疗力量的来源。

创造力是一种超越个人的能量体验，建立在一切事物互相关联的这个世界观上，作为治疗艺术家的你会成为这一体验的组成部分。你将各种认知引入其中，无论是精神性、技术性、情绪性还是实体的认知。

这种创造力充满活力，任何人都可以拥有。这样的创造力为我们提供了展现自身改变的机会。治疗并不意味着治愈，但治疗总能触及你的精神内核。创造力是表达崇敬的行为，诞生于心中的神圣空间，是一种赋予生命、让人生丰富多彩的活动。我们的创造力是来自内心深层意识的召唤，是有意治疗自我的本真选择。

艺术的精神

我们可以发问：我们是谁？生命是什么？我们的归属究竟是什么？创造力可以揭示我们真正的归属，创造力表达出了每个人心中无限能量场的独特性。从本质上说，每个人的创造性脉搏正是无限能量场力量的展示。

在艺术的引领下，我们触碰到了生命的发展历程。将艺术用作治疗力，重点在于经历并表达生命的内在能量。创造力连通了这股自然又强大的能量。每个人都是艺术家，每个人都充满创造力。每一天，每一个瞬间，我们都在创造自我。更深层的意识在我们的体内流淌。

如今这个世界上最强效的治疗方法之一，就是将创造力与精神治疗结合。美国各地大型医疗中心以及医疗健康小组都在开展这方面的工作，大型医学院中已经出现了超过 75 门与此相关的课程。有超过半数的成员开设了艺术治疗项目，这一切都在改变治疗方式。我们的"艺术治疗力"，就是进入这个美好新世界的钥匙。

如何利用自身的创造力与精神价值去治疗？如何发掘自己精神中的智慧？创造力与意象导引这两个简单的干预手段如何对你的健康产生巨大的影响？医学中的艺术能够解答上述所有问题。新研究显示，做过手术或者进过重症监护室的病人如果能看到病床对面墙上的风景画，或者听音频进行 15 分钟的意象导引，他们就能提前一天出院，或者减少对麻醉止痛药的依赖。这是创造力和精神性治疗在治疗过程中具有强大威力的一个简单但又让人震惊的例证。运用艺术进行治疗的癌症患者拥有更高的生活质量，他们的疼痛感更少，更少受治疗的副作用影响，对治疗也会抱有更积极的态度。

利兰德·凯瑟尔表示，我们正处于医学发展的转折点，这是关键时刻，人们对医学的整体态度正在发生转变。这一重要时刻的背景，正是医学、艺术与精神性治疗逐渐趋合。以上领域融合在一起后，未来将会改变我们的行医方式及治疗方式，健康理论家通常称之为"加 100 效果"。他们认为，如果病人利用精神去治疗，他们的治疗效果会比没有采用这种方式的病人高出 100%。医疗领域的未来主义者认为，这会是 21 世纪医疗保健的重要组成部分。

上面所说的这种融合趋势，其实是医学、艺术与精神性治疗成熟的标志。这三个领域经过发展逐渐独立；现在，它们需要结为一体才能继续扩张。创造力和精神性治疗为我们提供了全新的多维度健康模式，这比目前只以身体为基础的健康模式要宏大得多。创造力与精神性治疗正在成为比我们熟悉的临床医学干预手段更强大的干预方式。

精神性治疗有助于改善所有人的身体状态。卡尔·荣格（Carl Jung）表示，在他患有危及生命的疾病的病人中，有信仰的人比没有的人恢复得更好。杜克大学精神及健康中心最近的一份研究显示，在某样本中，进行过精神信仰活动的老年人（包括日常祈祷以及冥想），他们在五年内的死亡概率小于没有精神信仰的老年人。

你的精神历史

我们在本周的目标，是讲述自己的精神历程。艺术治疗点亮了你的精神，让你的精神之旅变得光明且真实。

从艺术角度出发，你的精神历程实际上是要维持一生的工作。不管你是护士、艺术家、咨询师、工程师还是医生，本周的目标都在于开放自己的精神属性，与自己的整体人生连接在一起。与自己的精神内核相连、追随感召——也就是追逐人生中真正渴望的事物——工作就能为你带来双重愉悦与享受，完美表达你这个完整体的真实本质。

人生就是实现上述充满创造力与关怀时刻的旅行，先祖的人生将会与你重叠。他们的人生与精神历程在这一刻出现在你以及和你分享这一时刻的人面前。你并不是阴差阳错才会出现在这里。你有意识地选择了这本书，开启了内心的治疗之旅。现在，就是精神实现转变的时刻。

你拥有怎样的精神历史？是什么让你走到了现在？思考一下你的家族历史以及个人的成长经历。很多人都有去教堂、寺庙或其他神庙进行宗教活动的经历。越来越多的人开始发现瑜伽、冥想、意象导引及其他放松方法的好处。

你在本阶段会进一步扩大自己的神圣空间，你在向精神领域的努力深切致敬，在放大你的心脏智慧。这些工作可以让你有意识地在自己的神圣空间里进行具有治疗作用的艺术创作。

与精神 DNA 共鸣

精神线索将我们与祖先联系在一起。这条线索埋藏在核苷酸这种在微观世界才能看清的物质中。也就是说，这条线索藏于我们的 DNA，即人类的根本构成中。这是一条穿插了其他人的人生的长长的线索，最终形成了结构紧密的螺旋形状；它随着时间推移，随着祖先行为模式的不断重复，随着我们出生与死亡而不断调整变化。

　　"精神 DNA"是医疗健康未来主义者提出的全新说法，指的是人体传承祖先精神的方式。例如，一个生活在五个世代前的祖先，通过你身体中的 DNA 得到了体现。你也许意识不到这个人的存在，但他却出现在你的遗传密码中。在艺术治疗中，我们的目标之一就是意识到历史的烙印对你的潜意识可能存在的影响。召唤祖先时，他们知道你的身体构成，他们知道也许连你都不知道的事情。

　　构成人体的 DNA 甚至可以追溯到人类尚未成为人类的时期。面对古老的图画及声音时，我们的身体会迅速做出生理上的改变。仪式与舞蹈创造的神圣空间，是一道转变之门。我们天生会与特定声音产生共鸣，如舞蹈与敲鼓仪式上的声音。经历这些体验时，我们就能从历史中得到深入治疗。内心出现改变时，外部自我也会发生变化。接着，我们就能感受治疗性的转变。

寻找 DNA 中的神圣性

　　万物都在不断改变，不断进化。为治疗自我、他人及群体进行艺术创作时，我们会逐渐意识到这一点。我们的 DNA 中也包括祖先的精神——他们实际上生活在我们的体内，分享着过去的人生故事。我们的工作就是致敬前人的智慧，以后裔的身份实现祖先的使命。祖母的梦想突破了她人生之路的限制；她养育了孩子，将精神线索延续下去；你是她使命的组成部分。致敬祖先的人生、致敬自己过往的生活，我们就能获得圆满，完成自己的人生旅程。你有一个无与伦比的机会，去实现祖先的使命。你可以在自己的人生中解放他们。

在这个过程中，我们会有意与自身及地球建立联系。在转变过程中，你的个人轴心仿佛地轴一样。你成为星座，与我们所在的宇宙相连。你要做的，就是与地球能量深度关联；触动地球能量时，你就触及了无处不在的自然创造力。

第一步，你需要扎实地了解自己的身体。掌控自己的身体能让你产生更为深刻的认识，让埋藏在 DNA 深处、继承自祖先的模式显现出来。有些模式可能没有生命，它们需要诞生并转变。在这个过程中，你能感受到祖父祖母的人生之路。你会号召家庭成员及朋友加入自己，他们的精神在这个过程中能对你起到帮助作用。过往的人际关系也能治疗当下的你。

重获心中的"女神"

与内心、地球重新建立联系的目标之一，就是接纳自己心中的"女神"，她是每个人心中的母亲、养育者、爱人、给予者和接受者的结合体。她是保有和接纳两种行为的具体体现，是生命成长的承载者。她是我们梦想的发源地，在梦想诞生前保有并抚育它们。"女神"也存在无理性、非线性、情绪化及脆弱的侧面。

与"女神"结合时，我们有机会与具有抚育性、可持续性及包容的自己结合在一起。"女神"其实是长久以来遭到压制、被剥夺力量的人性。当我们把艺术用作治疗手段时，我们就是在鼓励"女神"走出黑暗，重新走到台前。

古时候是另一番景象。最早的治疗及转变性艺术均与"女神"有关。欧洲新石器时代用于祭祀的雕塑，是一个体型巨大的女性，拥有巨大的乳房和滚圆的肚子。我们在世界各地发现的原始石刻上均能找到祭祀中的女性形象。古希腊基克拉迪文化的雕像中有双臂高高举起的女性，她们仿佛正在进行仪式。希腊的古代遗迹中存在"女神"崇拜的痕迹，早期的雕像大多为手臂高高举起的女性。法国沙特尔大教堂的一个洞窟中有一尊黑圣母雕像。这个黑色雕像塑造的是一个不知名的女性。黑色圣母是一位女神，能够摧毁幻觉和无效事物，帮助新事物诞生。另一位女神形象是迦梨（Kali），她是代表力量的女神。迦梨是时间、死亡与改变女神，她的配偶湿婆由光构成。

艺术治疗领域存在众多女性，这个领域事实上让"女神"形象变得真实可见。创建了沃特森护理学院的护理理论家及学者简·沃特森（Jean Watson）通过对护理的关注，将

"女神"的概念重新引入护理领域。公益艺术中心的医学博士瑞秋·雷曼（Rachel Remen）通过对情绪和艺术的强调，将"女神"概念介绍给医生并引入医学培训。考虑到我们的工作是让"女神"能量得到具体体现，参与其中的女性自然能得到外界关注。这是艺术治疗的重要组成部分。我们讨论"女神"形象的原因之一，在于男性气质是对抗疗法的主流。科学、技术、线性思维及其他男性气质元素占据了我们的文化、社会、学术及人性的绝对主流。我们强调"女神"的魅力，就是希望回归自身充满创造力、不规则、不理性、情绪化及具有关怀气质的那一部分。

想要变得开放、富有创造力，你就需要允许"不理性"的声音进行表达，让这些声音被看到、被听到、被接纳。艺术不需要合理。你不需要理解或解释自己的作品。这是一个不需要合理的过程，而且也很有可能无理性，顺其自然就好。

为治疗而进行艺术创作时，你就将"女神"带入了自己的体内，从而将关怀重新引入了自己的生活。这是艺术如何进行治疗的重要方式。"女神"是关怀、爱护与治疗的必要组成。

劳拉的故事：月亮女神的治疗

当我们把艺术引入治疗过程中时，我们看到的是阴柔的信息，意味着关怀，而非修理。用艺术进行治疗，本质上在于关怀、抚育和爱护。"女神"的能量不可或缺，并且不是仅有辅助作用。若是想保持治疗手段的平衡，"女神"这个部分就是必不可少的。任何干预性模式均需要通过包容理解与抚育进行平衡；此外，我们还需要让隐性及潜意识的信息浮出水面。艺术治疗可以平衡整体医疗健康体系。

让我们回忆一下劳拉的故事，劳拉讲述了如何用舞蹈治疗自己被强暴的痛苦经历。在跳舞的过程中，她使用了很多精神信仰工具。她激活了心中的女神与灵兽，这在治疗过程中是无价的经历。她告诉我们：

因为这门课而导致我决定做的事情，与我之前做的事情之间的区别，在于我对自己的工作有着非常明确的目标。我也在这个过程中使用了意象导引和画画这些不同的工具。我在房间里的舞蹈空间旁单独设立了一个区域。我会点燃一根蜡烛，燃起熏香，坐下来进行意象导引。

首先，我会依靠本能为自己创造意象画面。然后，我把自己带入安全地带，想象温暖、治愈的光芒照射在自己的身体上。最后，我会想象能量轮、色彩以及萌芽的声音，并且集中关注第二道和第四道圆环。接着，我会想象自己的身边围绕着精神导师、祖先，等等，他们与我连接在一起。我感受到他们对我的保护，让自己安心，知道自己始终受到引导与保护。

　　我会用唱歌的方式结束意象导引。我会画画，播放自己喜爱的音乐，然后跳舞。我在自己的画中看到了一种模式。我感觉自己与月亮女神的形象产生了深度联系，所以我画了一系列月亮女神的画。画月亮女神时，我开始将圆环加入画中。

　　当劳拉用舞蹈治疗强暴经历带给她的创伤时，她心中的月亮女神也在与她共同起舞。劳拉被引导进入了一个我们无法想象的美好的艺术治疗体验中。

本阶段实践

　　本阶段实践的目标在于了解自己的精神历程以及人生这个朝圣之旅。在艺术治疗力课程中，你需要在日记中详细记录自己的感受。无论你是 16 岁、30 岁还是 70 岁，这时的你已经拥有了完整的人生。你的精神进化经历，就是属于你的人生故事。你拥有源自祖父母的父母，在这段人生中你是一个有着肉体形式的精神存在。这个实践提供了一个机会，让你回归真实的人生经历，让你有机会讲出自己的故事。

　　写作是对深化自身感受、看见以及记忆自己精神生活历程能力的反映。让前人以及给了自己生命的人在练习及写作过程中具有存在感。有必要的话，感受自己与他人的练习。度过自己的人生时，你需要明白，总有一天你需要将自己的生命交给未来的孩子们。

拿出日记本，写下自己的精神历程，讲述自己从小到现在的精神生活。你可以用任何自己喜欢的方式记录自己的精神历程，可以是故事，也可以是用简单的时间线或用散文的形式记录的历史。产生写作意愿后，请你在这一周里用日记记录自己的精神生活；写下精神生活如何开始，自己过去做过什么以及现在正在做什么。你可以记录重要事件、其他进行实践的人、导师以及休养场所。让人生中最重要的精神历程瞬间重新浮现在脑海，看见、感受并重温这些经历。

以下三种方法，可以帮助你将更多精神属性融入自己的艺术治疗过程：

> 寻找自己心中的治疗"女神"；
> 发掘、寻找自己心中的灵兽；
> 制作一个能量轮。

意象导引

精神向导就像一个受人喜爱的祖先、宗教形象或者可爱的天使，关注并保护着你。他们是可感知的存在，在很多人的体验中是爱或者其他精神力量。在很多精神信仰传统中，众神代表着人类的光彩与能量，是人性的组成部分。男神与女神代表了不同的感情与行动，也均是向导。与我们合作过的很多人在进行艺术治疗期间，在画画、写作记录这些体验时，都接受过类似的图像。具有治疗力的图像及力量与人们的心灵相遇，这是艺术治疗的基本构成。

* * *

　　站在这个自由之地，关注心脏周围的区域，扩大自身爱的能量场，仿佛那就是一个不断变大的气球。让这种感觉从心脏发散至头部、手臂，直至渗透到身体的每一个细胞中。将注意力集中在这种感觉上，你就能唤醒心中的治疗女神，后者将引领你走完艺术治疗的剩余旅程。

　　你的"女神"为你心中的艺术家提供灵感，甚至还能输送图像和创意，帮助你完成艺术创作，她让艺术创作过程变得精彩绝伦。你的"女神"可以是深爱你的人，可以是高兴地将你的艺术品挂在墙上展示的人，可以是与你一起演奏音乐、一起跳舞的人，也可以是那些理解你、知道你正在做的事情是美好的人。

　　艺术治疗中的"女神"的内涵远比只为了艺术而存在的女神更为宏大，她们激励你为治疗自我、他人及群体而进行艺术创作。

　　关注上述感受时，想象一个支持你和你的艺术创作的人，他可以是一个已经去世的亲戚，可以是老师，也可以是你生活中的任何一个人。让意识中的这些影像变得更加清晰，感受彼此的爱在心中像花一样绽放。也许你会看到你的祖母、曾祖母、精神导师。你看到的也许是一个朋友、爱人、祖先、受人尊敬的老师或者刚刚进入自己人生的某个人。

进行艺术创作时，邀请"女神"与你在一起，为你指明方向。想象"女神"对你说，你是多么优秀，告诉你艺术品对你和他人具有怎样的治疗作用。带着治疗的目的进行艺术创作时，有助于你创作时在内心勾勒出"女神"以及你人生中所爱之人的模样。邀请"女神"进入自己心中的工作室，让她们用充满灵感的创意及图像填充这个空间。让她们爱你、支持你，告诉你艺术治疗创作就是你现在该做的事。

医用艺术品：根据意象导引画出你的精神治疗"女神"和向导

在日记中写下你看到自己想象出的精神向导时的感受。他们是谁？他们长什么样？向导与你的联系是什么？

在我们的课堂上，每个人的"女神"各不相同。一名女性的"女神"是她从未谋面的祖母，"女神"站在她的身后，在她画画时轻抚她的头发。其他人的"女神"则是艺术治疗师。当我们让每个人都描述各自的精神"女神"时，我们听到了很多出人意料的有趣回答。

意象导引：遇见你心中的灵兽

拥有心中的灵兽是将动物的精髓与智慧融入自身的绝好机会。灵兽是保护者、老师以及向导。通过各自在世界中的自然生存方式，灵兽不断向我们输出它们的智慧。在人类发展史上，我们的同伴始终是生生死死的动物。召唤灵兽时，我们有机会向自身的动物躯体表达敬意，毕竟我们的体内含有可以追溯到动物的 DNA。很多艺术治疗师利用灵兽唤醒精神 DNA 中蕴含的古老的动物能量。例如，你可以召唤母狮的能量，将母狮的强大活力注入自己的人生。

* * *

本阶段是艺术治疗方案中最值得激动的阶段。当我们和其他人一起进行艺术治疗时，获得灵兽让他们都很高兴，这成为很多人在艺术治疗过程中极为重要的环节。比如，塔玛尔帕学院（Tamalpa Institute）的联合创始人安娜·哈普林（Anna Halprin），作为表达性艺术教师以及治疗舞蹈专家，她教授癌症患者与灵兽共舞，从而获得力量与勇气。目前进行的意象导引，可以帮助你遇见自己的灵兽或力量动物。灵兽源于深层次的人类意识，属于我们埋藏最深的记忆。通过我们每一个细胞的记忆，我们可以用狮子之眼看世界。我们就是动物。通过这个意象导引练习，你可以与自己的灵兽建立联系。

闭上眼睛。深呼吸几次，让下腹部鼓起、凹陷。和过去一样，进入幻想空间。让呼吸慢下来，感受自己的身体进入深度放松状态。现在，想象自己站在一条路上。感受自己的脚接触土地，呼吸新鲜空气，温暖的微风拂面。走在路上时，感受地面和泥土的质感。闻道路两旁青草的味道，让这条路带你走向一个真心喜爱的地方，那可以是一片草地，可以是一座山或一片森林。在这个美丽的地方坐下来休息，呼吸甜美的空气，享受美好的阳光。

现在，让你心中的灵兽来到身边。暂停一下，让任何事物——任何画面缓缓浮现。假如现在没有看到动物，不要担心，也不要有压力，灵兽迟早会出现。环顾四周，看看这个神奇空间的环境。让灵兽出现，来到你的身旁。不要审查或分析接近你的动物，接受自己感知到的一切足矣。

这个动物可能从远处走来，也可能就在你的身旁。这个动物看上去就是一个从薄雾中走出的普通动物，它们也许动作敏捷，也许行动缓慢。出现在眼前的这个动物是灵兽助手。它们也许会通过心声与你对话，这个声音说出的话听起来像是你的想法，但又给你这种想法并非单纯出自你一个人的感觉。你可以问灵兽一个问题，比如，为什么它们选择来到你身边，以及它们会怎么帮助你。你可以与它们对话，把自己的愿望告诉它们。灵兽也许不会直白地说话，它们也许会出一个谜题，或者给你一种感觉。告诉灵兽，你会拜访它们、喂养它们，和它们对话，与它们在一起。

你可以在这个美丽的空间尽情停留，你的灵兽是地球的一分子。它们的卷须深深扎进泥土、天空以及你的心里，将三者连接在一起。如果能接受，可以让灵兽触摸你，甚至进入你的身体。你可以与灵兽结合在一起，通过它们的眼睛看世界。

准备离开时，与灵兽道别。然后站起来，离开这个地方。走向道路的更深处，那里是森林的边缘，长满古老的大树。站在森林的边缘，找到一棵吸引自己的树。将手搭在树上，触摸粗糙的树皮。感受树的温度与生命。触摸这颗古树时，想象进入自己人生的螺旋。这个螺旋深入你的身体、心脏和灵魂。你的心脏仿佛长出了翅膀，你的心在见证你完成这段历程。

带着灵兽，带着感觉，慢慢回到自己所在的房间。动一动脚，看看周围。现在的你已经走上艺术治疗之路，你可以看到灵兽、听到灵兽的声音，它们会告诉你如何治疗地球。每与灵兽交流一次，它们就会变得更容易接近。如果不交流，它们会在遥远的地方休息、等待。如果 T 恤、小玩具或雕塑上展现出了你的灵兽，你就能让它们在意识中更贴近自己。

灵兽是自然能量与魔力的智慧保有者。通过动物的眼睛看世界时，我们能听到它们体内与自然能量存在共鸣的智慧。我们了解到了如何与地球实现平衡与和谐，这是每个人都与生俱来的权利。

医用艺术品：画出、写出、用舞蹈或歌唱的形式展现自己心中的灵兽

对很多人来说，用画画、写作、舞蹈或歌唱的形式展现出自己心中的灵兽，这是艺术治疗的重要组成部分。完成遇见灵兽的意象导引后，记忆和看到的信息会加深你的体验。我们在数周时间里进行的很多艺术创作都与灵兽有关，原因在于它们与我们的精神 DNA 之间存在共鸣。我们可以把与灵兽有关的艺术创作当作本阶段的额外课题。你可以涂鸦，可以画画，也可以拼贴；可以制作首饰、T 恤，甚至跳舞，或者写日记。随心所愿，做自己想做的事。与灵兽一起进行艺术创作，这能让它们在你的人生中具有更强大的力量。

萨曼莎的故事：遇见属于她的精神猫头鹰

萨曼莎饱含感情的艺术治疗历程对她的人生产生了极其深刻且美好的影响。每周她都在用艺术创作治疗自己的创伤，有时她是带着愤怒的情绪去创作。她在其中一周了解到，灵兽具有改变人生的作用，也是用艺术治疗自己这段旅程中必不可少

的部分。她对我们说：

> 除了所有视觉艺术片和写作，我在艺术创作过程中还获得了另一种深刻改变人生的经历。在大约两周的时间里，我做过一系列非常奇怪的梦。在这些梦里，我总能在一片黑暗森林的一棵树上看到一只猫头鹰。有时候梦很吓人，但不知道什么，我知道那只猫头鹰会帮助我走出那片黑暗，找到通向光明的新路。
>
> 她和我从没说过话，但我们可以用其他方式沟通。她会从我的头顶飞过，用她的羽毛触碰我的脸颊。我会成为站在树上的她，感受她的智慧。我觉得她有着花纹的翅膀就是自己的手臂，我感觉风在身下，觉得自己飘浮并飞了起来。在这些梦里，我还看到了一个似乎是我祖先的女人。她看起来年龄很大、饱经风霜，很有智慧。眼角的鱼尾纹足以说明一切。她勇敢又坚强，似乎在担心我，好像在担心我能不能找到路一样。我也在树上看着她，在这些梦里，我开始强烈意识到自己与树的联系。

每周，萨曼莎都会画出或者制作猫头鹰的首饰，以此在创伤恢复的过程中帮助她、保护她。

医用艺术品：制作一个能量轮

这是本阶段的一个备选实践，你可以制作一个简单的能量轮。很多古老的文化都会使用能量轮。那就像精神空间

里的指南针，指引人们获得精神能量。能量轮也是一种历
法，指引人们获得星际能量。太阳在东方升起意味着全新的
开始，太阳在西方落下则意味着治疗。能量轮是人们寻找自
身中心的一种方法。我们在艺术治疗力课程中使用能量轮创
造神圣空间，在保护人们的同时将治疗的存在感引入艺术创
作中。

制作自己的能量轮时，你需要执行以下步骤。

1. 画出一个圆环。

2. 在圆环中，从东到西、从北到南画一个十字。

▷ 在每一个方向，你都要邀请不同的能量进入自己的
生命。

▷ 东方代表全新的开始——你在人生中正在开启什么。

▷ 南方代表的是激情——你的艺术、画和写作。

▷ 西方代表治疗、梦想以及潜意识。

▷ 北方代表的是基础知识与智慧。

▷ 中心是精神内核，可以是大地母亲、天空之父，或
者来自任何精神信仰的形象。

现在，寻找生活中对自己有着重要意义的物件。这可以
是动物雕塑、羽毛、石头、珠宝、画、爱人送的礼物或者任
何在你的人生中具有意义的东西。若是想使用灵兽，你可以
进行意象导引练习，帮助自己寻找选择了自己的动物，或者

在看向能量轮的四个方向时让动物召唤或吸引你的注意。将你的神圣物件放在象征自己的方向。例如，你可以将爱人送的礼物放在南方，它代表了爱。

首先，将手放在东方。思考全新的开始、改变、风、空气和小孩子。让你的神圣物件向你发出召唤，把它放在东方。

再将手移到南方。思考激情、展现、陷入爱河、能量、火焰和年轻。让一个物件发出召唤，把它放在南方。

将手移到西方。思考治疗、力量、水、深度梦境、内心空间和成年。让一个物件发出召唤，把它放在西方。

再将手移到北方。思考智慧、基础知识、家庭、工作、让你感到安全的东西、老年人和地球。让一个拥有智慧的物件召唤，把它放在北方。

最后将手放在圆环中心上，这就是你的人生。思考自己的精神中心。反思一下，谁帮助过你，谁指导过你。让一个人物形象或动物形象向你发出召唤，将它放在中心点上。

你已经完成了第一个能量轮。闭上眼睛，向你的能量轮发出祝福，让它改变你的人生。表达你未来还会继续制作能量轮的意愿，然后平静地离开。

特洛伊的故事：每天 10 分钟的精神修行

　　精神修行是艺术过程。艺术与治疗的结合让我们感受到了精神空间的存在。很多参与艺术治疗力项目的人都会选择一个精神修行，在数周时间里，他们会在艺术创作、写日记、创作最终作品之外进行这种修行。他们发现，每日修行可以加强治疗效果，帮助他们在治疗过程中保持平静，始终脚踏实地。

　　那是特洛伊在大学就读的最后一年，她正在攻读宗教学硕士学位，但她不知道毕业后想做什么。她对自己的人生之路并没有明确的想法。当她在第一周来到课堂上时，她刚刚与男朋友分手，她正为此而伤心难过。特洛伊将每日精神修行融入了自身的艺术治疗过程。

　　除了每周的日记，我的实践包括每天、每周进行艺术创作，并制作最终作品。每天早上，我都会带着祝福和感激的心态，练习瑜伽。我每周上一次瑜伽课，每周至少画一次画。我的画具有冥想性质。我用的是水彩，想到什么就画什么。

　　将神圣空间引入日常生活后，我的生活节奏开始发生改变。画画让我平静。进行艺术创作时，我能感受到水彩的流动以及画笔与纸张的摩擦。那是我与自己平静相处的空间，反倒不像是进行艺术创作。早上的瑜伽为一天的生活定下了基调，在十几周的时间里，我开始感受到祝福与感激。

毕业后，特洛伊在生活中保留了艺术治疗的活动。她仍在继续艺术创作，也在练习瑜伽、画画并治疗。如今，她生活在加利福尼亚州北部，是一个蓬勃发展的青年社区的成员。她获得了瑜伽教师认证，每天都能与自己的灵魂亲密接触。

本阶段的最后，我们邀请每个人都进行一次精神修行。你可以参考以下方式。

- 改造日常生活空间，让那里变得可以展现、充满创意。
- 寻找适合自身创造力的精神修行方式，比如冥想、瑜伽、意象导引及祈祷。
- 进行一次个人精神仪式，比如，点燃蜡烛并祈祷。
- 听特别的音乐。
- 练习瑜伽或运动身体。
- 聆听意象导引或者冥想。
- 用 10 分钟时间画画、读诗或者写诗。
- 伸展身体，或者做治疗运动。
- 自我按摩。
- 练习太极。
- 演奏乐器。
- 给爱人写信或写诗。
- 插花。

▷ 折纸。

▷ 唱歌。

▷ 读一本与精神信仰有关的书。

这些练习可以打开你的心灵，深化你的精神内核，帮助你完成治疗艺术品。对你来说，这是一段值得享受的美好时光。

总结

» 在日记中写下自己的精神历程。

» 在意象导引中接纳自己的治疗"女神"与精神向导。

» 进行额外的意象导引，遇见自己的灵兽。

» 画出，或者用其他艺术形式制作出新遇见的精神向导和灵兽。

» 试着制作能量轮。

» 开始每日精神修行。

第5章

找出治疗对象

> 每个人心中都有一个渴望讲述的故事、渴望朗诵的诗歌、渴望跳起的舞蹈，以及渴望被人看见的画作。现在就让这些神秘从内心浮出水面吧。

本章是艺术治疗中非常重要的一个阶段。我们会引领你更深入地进入内心，处理人生中需要解决的问题。将艺术用作治疗力，是一种具有变革意义的经历，能够治疗一个人的本质。它会进入你的人生内核，通过意象导引与医用艺术品的形式去了解你的需求、痛苦以及磨难。

我们需要调动心中的艺术治疗师，找出人生中需要治疗的对象。你将深入探索，确定自己需要关注什么，哪些方面需要治疗。你可以将这一部分自行引导进艺术治疗的过程中。需要治疗的对象可以是你的人生，也可以是其他人或群体。遭遇精神疾病时，你可能就需要接受治疗了。当然，你也可以治疗别人，如生病的兄弟姐妹或者医院里的其他病人。在一个环境中，或者一条河，或者一座山里创造治疗的氛围，你也可以治疗任何向你发出召唤的事物。

你也许有一个独属自己的陷入痛苦及折磨的故事。也许你个人没有这样的故事，但所在群体中的其他人遭受的磨难让你感同身受。很多人在黑暗中都感到孤独，人生中有过疼痛，或者正在忍受苦难的折磨。也许在最开始，你的痛苦就很难得到理解。不过在开启这段治疗之旅的过程中，这是极其重要的一步。

"黑暗"是痛苦驻留的三维空间。如何向我们经历过的痛苦和折磨表达敬意？如何才能彻底掌控自身故事的主动权？本阶段治疗就在提供这样一个机会，你可以回忆自己的故事，掌握主动权，并且将其转变为富有创造力的治疗之旅。通过创意过程，你可以将苦难转变为艺术。按住伤口，将过往的经历牢牢把握在自己手里。通过讲述自己的故事，你以一种神圣的方式向痛苦、折磨以及黑暗表达敬意。你将会深入探索自身黑暗的那一部分，并且将其转变为光明。

接近自身的痛苦与折磨时，我们需要通过艺术，以实际接触的方式与它们互动。通过舞蹈、绘画、诗歌、音乐和仪式，我们将一个可能陷入停滞的能量空间转变为全新的存在方式。这为我们带来了解放，也让我们更加深入地了解了自己。这个创造性过程会将你从痛苦中释放出来，强化你对人性的体会和理解。当我们治疗心中的伤口时，伤口的愈合也让我们变得更加强大。

想找出心中需要治疗的对象，你需要说出实话，认真倾听自己的声音。艺术治疗力这门课程的重点，就是从内心点亮并分享你的治疗需求。

需要治疗什么

▷ 人生中有哪些馈赠，是你没有给予自己、没有接受或者认可的？

▷ 你是否有被推到一边的感觉？

▷ 这对你产生了什么影响？

▷ 你对这个埋藏在内心深处的挑战，究竟有多了解？

不论你的治疗需求是什么，整个世界也存在同样的需求。通过自己的创造力，你的治疗需求可以得到满足。我们能为这个世界做的最好的事，就是解决自身的治疗需求。在你倾听自己的声音、讲述自己的故事、用心聆听外界时，你心中的见证人就会浮现出来。倾听自己的声音时，不要让自己的思绪被牵扯进狗血的人生故事中。重要的不是"修理"。

在倾听的过程中，你要保持中立，停留在静止的位置，欣赏自己，创造一个爱的连接。

让我们先后退一步。这是一个与自己的真正内核互动的机会。你的目标是什么？你为什么会在这里？在个人历程中，将获取信息、获得转变的意图设定为自己的核心意识。

制作治疗艺术品实际上是反映自己人生的一个机会。对你来说，最重要的是什么？当你进入自己的本质进行治疗时，你能看到自己拥有什么天赋？就让这个治疗方案、这段旅程为你打开重新定义人生的大门吧。当你带着治疗的目的发挥创造力时，你就是在重新定义一切。这里所说的重新定义，针对的是你的整个人生，而且超越了你的肉体。那是对你的人生观点充满活力的重新定义，远超我们能看到的实体世界。在这个"存在领域"，我们是在重新定义你的全部人性。作为一个人，你不是一个物件；你有主观意识，是一个完整的个体。任何对身体或者用身体做的事情，最终针对的都是你这个完整的人格。

重新创造自己，重新探寻自身爱与创造力的深刻本质，艺术治疗工作就是对自身完整性的实现。这个过程的关键在于创建与自己的连接。在你的体内，一种神圣的创造力维系并组织着你的人生。这段旅行的重点就是进一步意识到自己与更深层的意识之间存在这种强有力的联系。在这个过程中，创造力会让你开发出相应的能力，去理解并与世界分享自己的这段经历。所有人类彼此间相互归属，相互依存。创造力可以为你打开通道，让你与神秘的创造力源泉建立正确的联系。在我们存在的静止点上，我们可以获取治疗渠道。这里有着精致的平静与庄严的泰然，你可以抛开自负，见证自己的灵魂。你究竟是谁？观察自己，带着美感、尊敬、从积极的角度观察自己，向属于你的人性表达敬意。

如何才能做到这一点？你的想法可以创造巨大的能量。在创造的瞬间做真实的自己，让想法、感受和身体表达需要治疗的对象，只需要做到这些，你就得到了治疗。创造力是内心的一种表现形式，通过这种形式，你只需要让一切保持本真状态，你就获得了治疗力量。这正是创造过程的美好之处，也是创造为什么在自我治疗中具有如此强大威力的原因。源自你本人的创造力为你提供了反思，以及与自己最深层的治疗需求进行互动的机会。你会获得力量。

抽出一些时间，确定自身的治疗需求。那可能是情绪或精神上的需求，可能发生在生活中的任何环节。这些需求可能属于你，也可能属于其他人或你所在的群体。真正需要治疗的是什么？答案可能非常直白，就是健康问题。向自己提出问题："什么需要被治疗？这个病如何影响了我的生活？"一切从写日记开始。我们希望你保持开放的心态，诚实面对一切。让文字自然出现，想到哪里就写到哪里。关于自己的治疗需求，写下那些没有说出口的话，不论是好是坏。写下积聚在体内的能量、自己思想中的不和谐以及焦虑、批判和挫败。

本阶段实践

为自己创造一个特别空间。在你的内心开辟一块保护区。打造一个完全安全的空间，让你在心中可以自由地旅行。我们会在一开始就治疗你的痛苦、悲伤以及遭受磨难的过去。

开始意象导引前，很重要的一个问题是，你要尊重自己的状态。你可能感觉不到，或者看不到任何东西，或者看到的只是随机出现的东西。首先，我们需要把注意力集中在心脏周围。将空气吸到心脏区域，将自己置于中心，集中注意力。平缓地吸入空气，让气体填充整个身体。你是安全的。在这个过程中，记住，你并不孤单。还有一点也很重要，你要记住，在这个瞬间，你是一个能力出众、强大、被保护着的人。不会有伤害找上门来。在这个意象导引中出现的一切，都是为了你的最大利益。

意象导引：找出需要治疗的对象

坐下来，深呼吸，让紧张感离开身体。让放松的感觉从脚趾逐渐蔓延到脚掌、小腿、骨盆，直至整个胸腔。暂停一下，感受自己心脏的能量像池塘中的涟漪一样向外扩散。感受身体逐渐变得柔软。让脖子、眼睛、肩膀和额头变得柔软而放松。

在内心抱住自己的身体，身体会讲述你的人生故事。问自己，在这一刻，什么需要治疗？暂停一下，进一步体验这种安静与深邃的空间感。要关注这时出现的想法或感受。观察自身思维的流动。将感官体验融入身体。问自己的身体，我的哪个部分需要治疗？

无论出现怎样的想法或画面，都让它们自然而然地出现。让它们在脑海中停留一段时间后，再让它们离开。不要追随它们，相信在那个瞬间出现的想法或画面是最适合自己的。

随着身体逐渐放开，你可以观察自己的黑暗空间，你可能会感受到痛苦、恐惧、痉挛，或者不想受到伤害。留住这些情绪。心中的黑暗空间对你说了什么？黑暗空间看上去怎么样？或者给了你什么样的感觉？

你正在神圣空间里见证上述经历。深入黑暗空间，你可能会看到作为小孩子的自己，也可能会看到处于恐惧状态中的自己，甚至有可能回忆起身体遭受痛苦的瞬间。你完整地经历了这些体验。这只是开始。让你缩在内心最深处的故事慢慢成形，逐渐展开。

现在，幻想一根金色的绳子，将一头交给受伤的自己。心中的见证人抓住绳子的另一头说："我的目标是记住你、抱住你、治疗你。"通过金色的绳子，受伤的那部分自己与强大、有能力、有创意、有智慧的那部分自己连接在了一起。这正是将身体从黑暗中解救出来的创造性连接的第一步。

慢慢回到现实中的房间。感受身体与椅子或地板的接触。感受自己的体重与肉体形态。你回到了自己的身体中。你是一个完整、完好的人，已经做好了通过艺术创作治疗心中黑暗的准备。

医用艺术品：根据意象导引，画出需要治疗的对象

在我们刚刚完成的强有力的意象导引中，你也许清晰地看到了治疗对象的形态。那么本周实践中第一个医用艺术品，就是拿出日记本或者一大张纸，画出你看到的画面。不要害怕，现在的你处于非常安全的环境中。日记本将会承载你看到的画面，将其转化为治疗艺术。

萨曼莎的故事：将意义画进人生

参加我们的课程时，萨曼莎是一名大二学生。她非常优秀，拥有神奇的能量去实现自己的信念。在此之前，她对艺术治疗一无所知；上课的第一周她就苏醒了，像一座喷发的火山。她

就像从一次漫长的沉睡中苏醒一样，睁开了双眼。

关于艺术治疗课程需要创作的作品，我给自己提了一个问题。我觉得哪里需要治疗？当我带着这个问题冥想时，脑海中浮现出的想法让我感到震惊。我立刻想到了地球，随后更多的想法涌了出来。我发现自己的人生、家人、爱人的人生，以及我的城市以及地球母亲都需要治疗。我经常有帮助别人的欲望，希望成为养育者，所以我要为这门课程选择一个需要治疗的对象，这让我思考了很久。

帮助我确定目标的是一次寻找人生及过去需要治疗的对象的意象导引。我回到了被自己压抑在记忆中的一段过去。在冥想中，我回到了14岁那年在一家酒店的厕所里被一个男人性侵的过去。我回到了同一个地点，变回了那个年少、脆弱、害怕且孤独的女孩。那些画面让我害怕，但当我在脑海中重新体验这段记忆时，与这段经历第一次发生在我身上却有着本质区别。这一次，我感受到了指引性的存在感或者保护者，这是从未有过的感受。这让整个经历变得略微温暖，让我感觉应对起来相对容易了一些。冥想结束后我明白，我想处理自己的过去与受过的伤，尤其是刚刚想起的那个伤害。

有了这段经历后，我花了很多时间去写日记，探索任何在我看来有意思，或者对我有意义的事情。我深入研究了猫头鹰（它们经常在意象导引中陪伴我），以及拥有猫头鹰做灵兽的意义。我提出疑问，需要在人生中"放弃"什么，或者什么东西对我不再有用。我开始问自己，现在我的人生真正需要的是什么，为了自己的健康和幸福，我究竟需要什么。我开始在日记中明确记录自己的情绪状态，并且去理解这些情绪，更深入地理解自己。随着日记中的问题与文字越来越多，我对作品的概念也变得越来越清晰。

　　萨曼莎将大学及毕业后生活的很多时间都投入到了艺术治疗中，现在她和辛迪·珀利斯（Cindy Perlis）成为加利福尼亚大学旧金山医疗中心的"病床边"艺术家。她带着治疗目的绘制壁画；她与孕妇合作，帮她们减轻压力，帮助她们拥有健康的妊娠期。她向女性传授让自身更为强大的艺术方法，在大学里牵头开展艺术治疗实践，为迈克尔做了好几年的教学助手。她完成了一份有关艺术治疗过程的研究报告，这份报告最终被她写进了自己的论文。她在艺术治疗方面的努力仍在持续，这是一个强有力、能为她及周围的人赋予力量的过程。

医用艺术品：在日记中写下需要治疗的对象以及对最终作品的构想

　　记住，最终作品是用艺术——任何形式的艺术——去治疗自己、他人及群体。你应当喜欢创作这个作品。想象一个自己一直想做，但从未允许自己，或没有时间去做的事情。

现在就是做这件事的时候了，是时候去创作了。

在艺术治疗过程中，你需要现在就着手创作，不要等到十年后。问自己，你有没有想过学唱歌、拍电影或者做家具。如果能找到对自己具有自然吸引力的事物，能找到自己热爱的食物或激情所在，这些事物就能引领你重新找回艺术的一面——这也是你一直以来的愿望。

这本书在帮助你实现这个目标的同时，还带有为治疗而进行艺术创作的目的。你会全面地感受到创造力如何将全新的生命、能量以及治疗力带入你的生活。你需要先关注周围美丽的事物。放慢节奏，不要担心，而是活在当下；不要害怕疾病，而是开始治疗。

记住，你什么都可以做。你可以每天早上写作，成为作家。你也可以用 iPhone 拍照后发布到 Instagram，做一名摄影师，你甚至可以成为肚皮舞者。

接下来几周，你要一直思考这个问题：假如想做什么都可以，那么我想做什么呢？有了答案后就去做。不要担心，不要摆出自己一定会失败的样子。只要开始就行，创造力会解锁封印。大多数完成了艺术治疗力课程的人都表示，他们从没想到自己能成功。只要有了开始，一切就会自然而然地发生。在这几周里，你要邀请心中的艺术家走到台前。不要担心治疗的问题，治疗力会逐渐显现。当创造力可以不费力气地自由流动时，你就可以使用这样的创造力去治疗了。

为了明确最终作品的治疗对象，在日记中回答以下问题，每次回答一个问题，都要相信自己写下的内容，让心中的批评者走开。

> 你在哪里长大？你的家庭什么样？

> 你在学校里读什么专业？你的职业道路是什么？为什么选择这条职业道路？

> 你的人际关系如何？

> 你热爱什么？为了过上现在的生活，你放弃了什么爱好或者艺术兴趣？

> 你的目标是什么？你想在人生中完成什么？

> 如果什么都能做，你想做什么？

现在，暂停一下。感受我们以及艺术治疗小组对你的爱、支持与关怀。

> 人生中，有什么是你想治疗的？

在日记中写下自己的想法，不要筛选与审查。别忘了，你可以随时改变想法。

接下来，把关于治疗对象的想法放进最终作品，进行现实考量。这时你要思考的是，我需要治疗什么，以及通过什么艺术媒介进行治疗，这个过程需要的时间可能比预想的更长。写日记时，要写得尽可能详细，不要给自己施加任何限制。要保持现实理性——当然，为了开心，你也可以天马行空。更进一步，你的想法与你长久以来的渴望，也就是最深层的欲望是否一致？制订一个涉及时间框架、所需天数以及材料的艺术创作计划。

制订一份计划

- ▷ 为创作最终作品定一个时间表。
- ▷ 认真执行这个时间表。
- ▷ 获取所需的材料。
- ▷ 每天抽出固定时间，或者每周抽出固定的一天进行创作。
- ▷ 确定完成目标作品所需的一切资源。
- ▷ 参与创造性过程。
- ▷ 确定哪些人能帮助你完成作品。

在日记中慢慢写出这些内容，一定要发自内心，写出最真实的内容。

在日记中写下这些内容时，你就与真实的自己建立了联系。听自己讲述自己，感受自己的故事，观察自己的人生中所发生的重大事件。看见自己的人生道路，自己的工作，以及你放弃了什么才走到今天的地步。找出自己的梦想，确定自己在人生中希望得到治疗的部分。

到下一阶段时，重新阅读这一阶段的日记，再重写一遍。重写时，让故事激活你的深层感受。一直写到自己在心中产生强烈的联系感、明确了绝对主题后再停下。是什么在不断出现？是什么充满了能量？是什么与你产生了共鸣？读自己写出的内容时，是什么会让你激动得颤抖？使用能够激发感情的文字，让自己的故事变得更加生动，让读者能够设身处地、站在你的角度去看待一切。

本书进行到这个阶段，最为本质的问题就是确定你想治疗自己人生中的哪个部分。当你有了明确的意图，并且精力集中，治疗需求就会与你沟通。这需要调动你的所有感官。如此高强度的专注力可用于明确治疗需求，同时感知并接纳这种需求，再将其融入后续每一章的创造性过程与最终作品中。

劳拉的故事：通过舞蹈感受自我

我们在前面已经了解了迈克尔在旧金山州立大学整体健康研究院的学生劳拉的一些故事。就如何利用舞蹈治疗强暴带给她的心理创伤，以及这个过程如何帮助她找到人生意义，劳拉与我们分享了更多信息。

在寻找人生中哪里需要治疗的意象导引中，我非常清晰地意识到，我需要治疗强暴带给我的创伤。在这件事上，我已经沉默了 10 年；最近，我开始用不同方式来解决这个问题。在意象导引中，我明白这件事仍然对我与自己、与朋友以及与男朋友的关系有着影响。

最初，我想创作一个不仅具有自我治疗效果，同时还能帮助他人的作品。我希望其他女性能够通过我的作品重获力量，产生了断的感觉。但在着手创作时我发现，我需要先集中精力治疗自己，未来才有可能帮助别人。

舞蹈一直是我与自己的身体建立联系的方式，这是我被强暴后的发现。我记得自己通过舞蹈动作，打碎了隔绝我的心灵与身体的那堵厚墙。舞蹈在某种程度上就成了我的精神归属与基础。

最终，通过即兴创作，我算是完成了自己的舞蹈。这个过程给我带来了非常好的感觉。我觉得自己重温了获得自由时的挣扎，我感觉自己创造出了足够多的能量，再也感受不到那些锁链。最后，我会带着这些进入人群，帮助其他人走出毁灭性的、剥夺人们力量的空间，而这正是曾经的我无比熟悉的环境。

谢谢你们鼓励我去面对这些恶魔，推动我创造出安全空间，让我能在其中探索一切。这真的改变了我的人生！

用舞蹈完成艺术治疗力课程的一周后，劳拉怀孕了。现在，她已经成为母亲，和男朋友结了婚，拥有了全新的生活。劳拉的舞蹈解放了她的身体，促使她成为一名母亲。

其他可以带来灵感的例子

参与艺术治疗力课程的人们通过视觉艺术、音乐、舞蹈、文字或仪式创造出了数以千计的艺术品。我们将为完成最终作品提供更为详细的建议与例子，但在这里我们先提供一些简单的案例，帮助你形成自己最终作品的创意。

▷ 画一幅画，缓解离开儿时住宅的伤痛。

▷ 当父亲离开时，用舞蹈治疗母亲。

▷ 和家人一起在海边用石头垒出巨大的圆环，用来纪念去世的祖母。

▷ 画一幅画，治疗自己与父母的关系。

▷ 进行一次仪式，哀悼因为流产而失去的孩子。

▷ 倾听一段跨越国境线的故事，写下一首为移民带去力量的诗歌。

▷ 用视觉艺术和舞蹈完成一个仪式，治疗女儿因为分手而受伤的心。

▷ 举办一个大型纪念仪式，用诗歌和舞蹈的形式治疗整个家族，让从祖母去世后就没能真正表达悲痛的家人得到治疗。

▷ 讲故事，并提供服装，用这个仪式治疗因为初次月经而受到惊吓的女儿。

▷ 用画画的方式缓解病痛。

> ▹ 创作一段赋予力量的舞蹈，治疗强暴带来的创伤。
> ▹ 制作手环，治疗童年遭遇性侵的创伤。

凯丽的故事：她的最终作品

凯丽（Kylie）是约翰·F.肯尼迪大学艺术与转变课程的学生。关于最终作品，她没有选择聚焦自己，而是关注其所在的群体。她向我们讲述了她的最终作品。

我的内心没有渴望被治疗的部分，所以我决定将爱与艺术传播到群体中，去治疗更多人。我男朋友在南加利福尼亚州长大，童年时他经常去他母亲工作的养老院玩耍。我决定在艺术创作环节，将大量艺术材料带到那里，供住在那里的人使用。我希望能鼓励他们，让他们也感受到他们心中的创造力，让他们也体验到自由的感觉。我希望他们找到感受及表达自身想法、记忆的全新方式。我希望能让他们感受到我说的这些内容。

我先给养老院的管理者写了封信，介绍了自己，表达了我对变革性艺术的看法以及我希望将艺术用作治疗力的愿望。她邀请我们前去拜访，但也告诉我们，目前养老院没有任何艺术补给品，也没有资金购买艺术材料。

抵达后，我们摆放好各种材料，在使用艺术材料前先建立起人际关系。在这段时间，这个办法非常有用。我意识到，因为住在养老院中的人们的认知程度和专注度存在差异，所以不适合进行小组意象导引。我放弃了原计划，只是教会他们如何使用原材料，并邀请他们任意创作。温柔的鼓励帮助他们克服了"可能毁掉白纸"的恐惧或"我不是艺术家"的想法。看着他们越来越熟练地使用画笔让人感到开心，观察色彩在纸张上呈现时他们所露出的惊异神情是相当有趣的，雕刻橡皮章让他们感到快乐更是让人暖心。见证眼前的一切，给人一种巨大的满足感。

看到艺术创作环节在养老院产生如此良好的效果后，我对将艺术引入社区、发挥治疗效果充满信心……有机会将我的创作激情分享给养老院里的人，我心怀感激。

凯丽计划成立一个年轻艺术家公益行动机构，孩子们在那里可以选择一个自己关注的话题来仔细研究，再通过艺术创作表达他们对该问题的关切。在她的设想中，艺术为年轻人提供了向更广大社区发声的全新途径。

* * *

你可以使用任何媒介、任何方式去治疗任何事物及任何人。根据经验，我们知道你会转变为和过去截然不同的人，对比后甚至连你自己都会感到惊讶。每个人的最终作品都各不相同，每一个都是送给真实的自己的礼物。

这是送给自己的礼物，而不是作业或工作任务。你的作品不会被打分，不会被评判、分析、批评，也不会被拿去与别人对比。人们会充满爱地接纳，这是你用美感、带着敬意完成的作品。这就是艺术治疗的过程。你是一个强大的艺术治疗师，心中的治疗师与艺术家是浑然一体的。你可以改变自己的世界，为自己所属的群体带来改变。

总结

> » 通过意象导引找出需要治疗的对象。

> » 根据意象导引的内容作画或者跳舞。

> » 通过写日记的方式了解真正需要治疗的对象。

> » 通过写日记的方式思考最终作品。

第二部分

用视觉艺术、文字、音乐和舞蹈的创造性方式进行治疗在本书的第二部分，我们将集中关注可用于治疗自己和群体的四种主要艺术媒介。在接下来的几个阶段，我们将帮助你探索如何进行最终作品的创作。

- 视觉艺术：绘画、摄影、雕塑、电影拍摄。
- 文字：诗歌、散文、剧本、短故事、小说。
- 音乐：听音乐、演奏乐器、唱歌、敲鼓、大声朗诵。
- 舞蹈：一般舞蹈、编舞、瑜伽、太极。

每周，我们都会通过以下方式了解每种艺术媒介的创造方式。

- 在意象导引的帮助下，探索具有治疗效果的形象或概念。
- 通过意象导引创作属于自己的治疗艺术品。
- 在这个过程中通过日记的方式了解更多信息。

你可能会发现自己偏爱某一种媒介，你可能已经知道了自己会采用哪一种媒体创作最终作品。通过不同媒介进行艺术创作的过程可以拓展你的知识面，帮助你获得新的技能。正如我们在书中反复强调的那样，艺术治疗的精神会邀请你彻底敞开胸怀，接纳创造力带来的无限可能。

最初，我们是从治疗艺术家那里学到了这一点，他们愿意使用任何形式的艺术。根据病人的需求，他们会调动视觉艺术、文字、音乐或舞蹈等各种形式。保持开放心态可以极大地增强你的艺术治疗能力。这也是个很有意思的过程，也许你会爱上从不认为自己会爱上的事物。

第 6 章

用视觉艺术进行治疗

在这一阶段的艺术治疗中，希望我们能温柔、宽厚地对待自己的心。希望我们能整合自己的身体与灵魂，让智慧浮出水面，见证我们对自身精神内核最深刻的表达。当我们敞开心灵、直面其中广大的未知与神秘时，希望我们永保信念。

我们希望你欣然接受心中的视觉艺术家，以此驾驭心中的治疗力。在这一阶段创作的每一个视觉艺术作品，都象征着你在治疗之旅中向前迈出了一步。

从光鲜亮丽的杂志到八卦小报，从高速路旁的广告牌到电视新闻里播放的录像，近年来视觉影像这种强大的艺术形式在现代生活及文化中变得越来越普遍。艺术治疗这个阶段的重点，就是将视觉艺术用作治疗媒介。

从历史上看，我们可以在世界各地的很多文化中都发现将视觉艺术用于治疗的例子。例如，印第安原住民会雕刻灵兽用于治疗仪式。每一座基督教教堂中都能看到圣母玛利亚和耶稣的形象。几百年来，像纳瓦霍足的沙画家和曼陀罗画师一样的人不断磨炼具有改变人类仪式、提倡治疗与希望的艺术创作能力。外界普遍认为，他们的艺术作品是力量的象征。

新西兰的一名雕刻师给我们讲了这样一个故事：

那时我在为一个村庄制作巨大的毛利雕像。那是具有治疗精神的雕像，我让它保护并治疗整个村庄。一个男人找到我，询问精神的故事。我告诉他，雕像雕刻的是一个强大的古代武士首领，他会保护并治疗这个村庄。他问我，雕像能否保护并治疗并不了解这个故事的人。我告诉他，"你不需要知道任何事，雕像本身就具有保护你、治疗村庄的力量。武士的精神寄居在雕像中，在雕像里对你进行治疗。这个雕像带有治疗精神以及武士的力量。"武士的精神通过我的手去雕刻，我只是移动自己的手，雕像自然就会出现。

换句话说，视觉艺术可以传播古老的智慧与神圣的愿景，教导人们进行更深层的观察。治疗艺术家将平衡、精神与治疗连接在一起，在冥想中制作曼陀罗。色彩斑斓的唐卡描绘了慈悲女神度母（多罗菩萨）的形象，据称能为瞻仰者带去治疗效果和长寿。因此，我们邀请你在接下来一周的时间里创作视觉艺术片，以促进自身的转变、成长。

在大学教书的这些年里我们发现，对大多数人来说，视觉艺术最适合入门，因为其门槛较低。事实上，绝大多数参加艺术治疗的人都选择了某种视觉艺术作为作品的主要表现形式。说到"视觉艺术"，我们指的是众多不同的形式，你既可以画出在意象导引中看到的景象，也可以用黏土做出一个灵兽的塑像，甚至可以把自己的治疗故事画成连环画。

进行本阶段实践时，我们会采用两种方法进行视觉艺术创作。

1. 第一种方法是自由而随性的。让自己的手动起来就可以了。画一条线，或者涂一种颜色；接着做出改变，增加新内容或者涂改。采用这种方法时，你不需要思考并复制出特定画面。依照本能移动自己的手掌和手指。你的身体与想象力知道该做什么，相信它们。

2. 第二种方法是深入内心，看到一个确定的图像后，画出自己看到的内容。你可以平静地坐下来，集中精神打开内心，进行意象导引或者冥想——只要能产生你希望得到的结果，任何方法都可以。

幻想艺术家亚力克斯·格雷通过打开内心后的幻想，才创作出了他的画中那些缥缈的形象。他从各个角度进行观察，醒来后在画布上重新创作自己看到的景象。其他艺术家会在空白的画布上任由灵感即兴发挥；他们心中的艺术家受到身体、想象力和自发性的指引。两种方法，我们希望你都去尝试。两种方法的结合能让我们实现最终目标。

寻找视觉艺术的主题就很简单了，简单到你可以看看周围、从时常被我们忽视的世界中寻找灵感。神话、传说、其他文化的寓言故事都能为你提供灵感，你可以将各种元素融入自己的故事。这是一个会自然发生的过程，因为所有神话都融入了你的精神 DNA，你会在意象导引中看到这些内容。

迈克尔的故事：雕刻的治疗力

玛丽和我都有过很多使用艺术进行张力十足的高强度治疗的经历。我所说的这个艺术治疗事件，发生在我们共同创立并传授艺术治疗力这门课程很久以后。一切开始于 7 年前，我开车前往机场，准备去纽约。我要去见我的著作经纪人、好朋友亚力克斯·格雷以及他的妻子艾莉森。开车行驶在州际公路上时，我感到后背有些不舒服。在开往机场的两个小时路程中，这种不舒服逐渐发展成极度痛苦、让人无法忍受的疼痛。由于无法继续开车，我在一个地区医院停下了车。我以为是肾结石发作了，需要吃点止痛药。

　　在医院急诊室，医生给我开了些止痛药，还拍了 CT，看是否排出了结石。之后医生走进病房对我说："结石排出了，但你的右肾有一个肿块，你需要进行后续检查。"作为医生，我知道肾脏有"肿块"意味着什么。在那一瞬间，我进入了被告知存在严重健康问题的意识状态。照顾生病的人与自己生病，这是截然不同的感觉。就像任何面对癌症的人一样，这对我也是一个全新的挑战。

　　我离开了医院。结石排出后我不再感到疼痛，所以我继续了纽约之旅。在纽约时，我与一名女性拉比合作，治疗工作由她进行。这是一段很艰难的旅行。我既担心又害怕，但也做了具有深度治疗意义的工作。回到家后，我又做了一次 CT，结果显示我的两个肾都有肿块。医生对我说："应该是肺癌，转移到了两肾。"我知道自己需要做更多检查，谁知道后续还会不会有手术、化疗，等等。不到一周，我的人生变得极度灰暗。诊断出癌症让我一头扎进黑暗状态，做了这么长时间艺术治疗师，我太了解病人的这种状态了。然而，我从未在自己的身体中感受到这样的黑暗。

　　核磁共振结果显示，我的一个肾脏里有清晰的肿块，但没有肺癌。所以检查结果从肺癌转移到肾脏，变为只有肾癌。我选择了一个外科医生和一家医院，这个医生是泌尿科教授，也是肾癌方面的世界级专家。他明确告诉我，核磁共振显示我有肾癌，他会做手术切除肿瘤，保留我的肾脏。他们必须从背部打开我的肋骨，这是一个漫长而高难度的手术，康复过程也会非常艰辛。回到家后，我仍然感到头晕目眩。一周之内，我的人生出现了翻天覆地的变化。我从给病人看病、做讲座、教授艺术治疗课程，变成了患有肾癌、需要接受痛苦的高难度手术的病人。我沮丧、抑郁，担心自己的未来。

我心想："三周时间我该做点什么？"我知道必须做点什么，为这个改变人生的事件、为手术以及手术之后可能发生的事情做好准备。很多年来，我都在通过意象导引和艺术治疗帮助癌症患者，我认识这个群体中的大多数人。在人际社交方面，我有了足够的支持，但我仍然需要解决治疗过程中其他方面的问题。

每一天，我都在遵从自己的本心。我散步，活动范围局限在家里和花园，通过意象导引放松，了解自己需要做什么才能治疗癌症、为手术做准备。在意象导引过程中，当我深入自己的梦及愿景中时，我对自己人生的态度变得更积极，也对未来变得更乐观。我可以更清晰地观察周围发生的一切。这就好像意象导引打开了我的眼睛、眼前出现了更广阔的空间一样。

在某天的意象导引中，我意识到康复期间我想雕刻大理石。尽管花了一段时间我才明白这件事，但雕刻对我来说是非常合理的选择，因为夏天在希腊生活时，我就是一个大理石雕刻师。在希腊作雕刻师时，我喜欢软石的触感、雕刻时工具的声音以及脑海中出现的愿景。住在旧金山时我从未雕刻过，于是我找到一块大理石，买了雕刻工具，找到一个神圣空间，就这样开始了雕刻。创建工作室是一个让人兴奋而刺激的工作，仅仅这些准备工作就让我忘记了癌症和手术。我从诊断出癌症后的黑暗地带（精神身体治疗的第一个主题）进入我可以进行艺术创作的地带（第二阶段）。我的人生力量又一次觉醒了。

意象导引用激情点燃了我，我开始产生北极熊这一灵兽的幻想。由于美国印第安文化中有熊这种舞蹈治疗师的形象，所以熊的出现并不让我感到意外。熊是我的灵兽，我很了解它。但北极熊的形象却是全新的。我变得痴迷起来，花了很长时间观察因纽特人为熊做的雕塑、格陵兰岛的熊以及印第安祖尼文化里熊的形象。我的所有时间都用在了熊的雕塑、画像以及与熊有关的艺术中。这就是艺术成为我人生转折点的开端（精神身体治疗流程的第三步）。我不再担心疾病，而是开始创作熊这种灵兽的艺术品。

我开始用黏土制作熊坐着时的形象的小雕塑，以此为模型雕刻白色的大理石。每天我都会拿起锤子和凿子，不用电动工具，只靠手工雕刻我的大理石熊。凿下的大理石越多，剩余石料呈现出来的形状就越让我感到惊讶。坐着的熊从大理石中浮现，紧接着就是一个惊喜：熊的精神跟在它的后面。熊的精神从雕像背后出现，直直地看着我。它很漂亮。我的雕像是一个有着熊的精神的熊，这在格陵兰岛熊的雕像中很常见。雕像成为熊精神的转变物，对我来说，这是熊的精神送给我的礼物。

　　在痴迷与兴奋的状态中，我知道自己需要做得更多。在意象导引中我看到了一艘小船，于是我搜寻并买下了一艘小船。由于肾脏问题，我知道自己扛不起太沉的船，所以我买了一艘轻质的格陵兰式木船，在旧金山波利纳斯泻湖区的海狮的陪伴下开始划船。因纽特人会划着小船猎杀海狮，熊也会猎捕海狮。每天，我都进入海狮的空间，看着它们的眼睛与它们对话，它们也这样对我。它们给我讲述了爱斯基摩猎人、熊以及它们孩子的故事。我看着它们的眼睛，看到了动物的世界，看到了我与自然的联系；也看到了自己正在得到治疗。海狮作为第二个灵兽，正在这段旅程中保护并治疗我。它们强大又有力量。我感受到了它们的力量，我也变得更加强大。

　　有一天，我的大理石熊孕育出了新的生命。一个小人出现在精神之熊的臂膀之间，像婴儿一样蜷缩着，得到了爱与关怀。和巨大的、具有治疗力的熊的精神相比，这个人显得非常小。看到他出现时，我哭了。我知道那个人是我。我感受到熊、熊的精神、海狮以及早已远去的祖先散发出的巨大的爱与关怀。现在的我平静、快乐，甚至有些欣喜若狂。我几乎忘记了肾癌和手术，我知道自己做好了准备。

　　我仿佛做着梦一样去了医院。术前准备时，和我在一起的是熊，不是医生。手术结束后醒来时，我不知道自己身在何处，我很高兴自己还活着。我的大儿子走进了病房。

　　"爸爸，你听到好消息了吗？"他问我。我想不出还有什么比活着更好的消息。"医生说你的肿瘤很奇怪，跟他们想的不一样。他很惊讶，说肿瘤不是恶性的。这种情况非常罕见，那块肿瘤很硬，就像石头一样。他从没见过这样的情况。"

医生说他们会对肿瘤进行病理解剖，看看到底是什么。他说我没问题了，不用再担心了。

迈克尔的故事告诉我们：

> 艺术治疗有时开始于人们被诊断出疾病后的黑暗状态，比如害怕治疗、担心死亡，等等；

> 意象导引可以让你放松，激发乐观心态，帮助你找到可以进行艺术治疗创作的意向；

> 艺术创作是一个过程，可以带你前往别处，避免过度担忧；

> 艺术作品中自动出现的图像是自我平衡的、具有自我治疗作用的意向；

> 动物、"女神"等各种精神向导都可能出现；

> 当你意识到自己得到治疗或做好准备时，你可能会出现顿悟。

本阶段实践

> 铅笔、纸，还有治疗自己的意愿，是我治疗心脏的强大工具。
>
> ——卡米拉（Camilla）
>
> 旧金山州立大学整体健康研究院学生

在本阶段的实践中，我们会通过内心的视觉艺术家的眼睛观察整个世界，再用其中一种视觉艺术形式治疗自己、你认识或者爱着的人、你所在的群体。你可以放飞自我，尝试各类视觉艺术形式，比如雕塑、图画或者珠宝。很多时候视觉艺术家会在我们的课程中带着治疗的目的，而不是以展览为目的进行创作。你可以尝试新的视觉艺术媒介：画家可以尝试雕刻，摄影师可以拿起画笔，诸如此类。

意象导引：寻找心中的视觉艺术家

闭上眼睛，放松。放慢呼吸节奏，想象自己身在一个无比美丽的地方。感受自身存在的愉悦感。深呼吸，感受存在于身体内的生命力。这种能量是创造力——这种能量可以带来生命，是爱的源泉。拥抱自己，看到心中的光亮。现在，想象这个光亮存在于自己的心脏。这个内心的空间是伟大的智慧、直觉以及深度感知的所在地。创造力赋予的礼物，就蕴藏其中。

在心中，体验作为艺术家的自己。你的艺术创作，目标在于点亮心中的美丽之处。你是艺术家，每天做的每一件事都会让自己富有创造力。你的心中有一个艺术家，他从心脏的精髓中吸取生命。心中的艺术家通过心脏感知与观察世界。与心脏相连，就是用画面、故事与治疗相连。

回到人生中进行视觉艺术创作的时刻。看到心中的视觉艺术家时，寻找最美丽、最有激情的创作瞬间。感受、触摸、看、深入视觉艺术的螺旋。当时你在做什么？你是摄影师、画家还是雕塑师？你的艺术创作的精神内核是什么——是"女神"，是灵感，还是一个梦？深入视觉艺术创作的瞬间。现在，再次转回视觉艺术创作。现在你在做什么？眼前出现了什么画面？休息一下，看着视觉艺术从开放的内心、从内心视觉艺术家所在与自身相通的更深层的意识中飘出。

呼吸，进入身体内部的静止点。在那里，听心中的声音说："我是艺术家，我有创造力，我很自信。我把自己的整个人生看作艺术。身体中的生命力是创造力的源泉。成为艺术家是人生创造力的自然过程。"

医用艺术品：画出在意象导引中看到的景象

本阶段的任务是根据意象导引中的体验创作一个视觉艺术品。在意象导引中，你的深层意识中浮现了一个画面，你在内心之旅中感受到、体验到了什么，这就是你需要用艺术呈现出的内容。你可以选择一个突出的画面进行创作。如果没有任何一个画面吸引你，那就继续深入。你可以简单地画出形状或者涂上颜色，让它们引导你进行深度创作。

我们两个人上课时，都会让学生在意象导引后进行一小时左右的绘画或者拼贴创作。有了这本书，我们有一周时间做这方面的工作，你可以按照自己的意愿做得更多。只要你愿意，你就可以用彩色铅笔画画，也可以用水彩，或者再大胆一些，做更有野心的事情。

很多人都喜欢拼贴画。你只需要几本杂志、一根胶棒、一块美术板，以及诸如马克笔或亮片等其他你喜欢的材料，与自己的艺术创作建立联系。在日记中画出或拼贴出图案，创作新的形状或格式。熟悉自己的意象以及描绘意象的形式。在创作过程中保持耐心，不要带着评判的眼光看待自己。只需要集中所有精神，关注自己的每一个运笔动作。从繁忙的日程安排中抽出时间，在日记中完成这些内容。

只要有想法，你就可以选择其他媒介形式。跳出常规思维的条条框框。你可以用手机摄像头以及类似 Instagram 一样的应用记下视觉艺术治疗日记。或者在 Tumblr 这样的社交网站或博客上开设账号，将自己每周创作的艺术品以图片形式分享出来，配上文字解释整个流程。就像迈克尔雕刻前的准备工作一样，你也可以用黏土制作一个灵兽，或者用橡皮泥捏出精神向导说出的艺术治疗咒语。你可以使用胶片、石头、金属等任何东西，只要能展现意象导引中出现的画面即可。你可以用现有材料制作，也可以用其他东西。什么都可以，没有任何限制。

画出第一条线，或者用黏土捏出形状时，你就来到了别处；在这里，具有治疗力的画面会找到你的艺术治疗师。通过艺术表达自己的痛苦、磨难以及预见的美好时，你就与需要被治疗的自己建立了联系。通过这种方式，用视觉艺术治疗自己的过程变得和艺术创作一样简单。

在这个过程中，不要分析图像，不要试图了解它们具体是什么。这不是治疗，不是诊断性心理疗法。你不需要理解眼前出现的一切。你不需要解读眼前出现的是什么形象，或者某个颜色代表什么意思。相信正在发生的一切，继续你的艺术创作。创造一个空间、可以接触多种艺术材料，这可以让创造性治疗过程自然发生。相信我，这一切都是有用的。你只需要拥有通过艺术进行治疗的意图，而带着治疗意图创作的画具有治疗作用。

"精彩绝伦"已经不足以形容我们在课堂上看到的艺术创作了。每个人的创作过程都存在明显的区别。他们创作出祖先的面孔、亮光、太阳一样的颜色、像瓦伦丁一样弓箭穿透心脏的样子、灵兽等内容。我们可以看到神奇的魔力从画中浮现，可以看到艺术治疗师高强度的关注力，我们注意到了人们之间显著的区别。一名女性可能会立刻着手绘制细节详尽的女神像，花大量时间修饰人物的头发。另一个人就像在做梦一样，拿起画笔，任由色彩在纸张上飞扬。还有人会用涂鸦的方式画出简笔小人和村庄。任何形式和内容都可以被接受。

开始创作时，要让脑海中的画面变得真实而可触摸。最开始你可能会给人乱涂乱写、信手涂鸦的感觉，画的都是随意的形状和画面。但事实绝不只涂鸦这么简单。自由、自然的涂鸦艺术不仅具有创造性，而且有利于健康。涂鸦可以说是对治疗愿景的惊鸿一瞥，是最终鸿篇巨制的第一笔。也许你最终会画出一个具有治疗能量的气场，或者任何能在抽象空间治疗你的具体形状及颜色。要相信过程。雕塑家詹姆斯·苏尔斯（James Surts）用巨大的原木制作精神雕塑，他讲了一个自己上学时的故事，当时他因为盯着窗外而遭到老师的责骂。如今他意识到，那时的他是在寻找多年后现身的精神内核，这个精神内核成为他艺术品中的治疗形象。所以说，你的涂鸦也是真正的艺术。

创作视觉艺术时，发源于自身的绝妙图像就会一个个浮现出来，每一个图像都是独特的。这些图像可能源于你的记忆、想象、梦境或者对未来的预想。这些图像也可能源自别处。为了深化视觉艺术创作流程，你可以创设一个类似于冥想的仪式或程序。走进内心世界时，让意象自由流动。像变魔术或者创造奇迹一样对待这种艺术。你画出的每一条线、拍摄影片中的每一个场景都是完美、精致的创造。在画画、剪切、复制或拼贴时，与心中的那个你建立起联系，自由地行动。相信这个过程，放飞自我，让艺术与创造能量自由飞翔。这看上去也许很简单，但线条、画作将会引领你前往别处。给自己留出空间，让创造流程自然发生。让艺术引领你深入其形式内部，见证艺术工作的自然形成。

同样，要记得摆脱心中的批评者；进行视觉艺术创作时，要记得这是完全由自己掌控的过程。你是艺术家，不会犯错。你可以擦掉一条线，或者换种颜色。让心中的艺术治疗师引领你前进，你正在重获自由。艺术最适合治疗，因为它能赋予你巨大的力量，但又少有压力；艺术可以为你打开治疗的大门，让你自由地表达灵魂。你可以体验创作带来的愉悦。进行艺术创作时，即便只是涂鸦，你也能改变。

艺术治疗师档案：
克里斯汀·科尔拜特——作为转变性艺术的治疗艺术

克里斯汀·科尔拜特（Christiane Corbat，1945-2006）是名雕塑家，她运用视觉艺术进行治疗，是一名杰出的艺术治疗师。她住在罗德岛的巴灵顿，她的丈夫是名精神科医生，有两个成年女儿。从表面看，她只是个普通人。但实际上，她却是一名强大的现代艺术治疗师。医生们口口相传，将病人介绍给她，她所在的社区与工作室也源源不断地有人前来寻求帮助。她的艺术治疗流程既是原创，又有着古老的渊源。她倾听每一个病人讲述的故事，深入探索他们，再提出问题。你是谁？你喜欢什么？你最渴望的是什么？你的帮助者是谁？这个过程可以将人们从疾病的深渊引入精神空间，找回他们的灵魂。克里斯汀和她的病人进入了幻想空间，了解需要治疗的对象。她看到了转变过程。

接下来，她会制作一个雕塑，展现自己看到的景象；她会用石膏捏出一个人或者人体的一部分。她开创了一个流程，将病人装进保护罩，即第二层皮肤中。她指导病人进入另一个世界。接着，她将石膏像以神圣的方式分解，再以全新且神圣的方式组装，仿佛一个完整、得到治疗且美丽的人。病人可以从内部观察自己，看到自己的脸。他们的灵魂得到展现，拥有了强大的活力，与能量实现共振。病人可以带着怜悯、关爱之心看待自己，对自己的理解也会更为深入。

最终，克里斯汀从为个人塑模、治疗个人，进化为在环球心项目（Globalheart Project）中治疗整个世界而努力。

当我感受到世界上存在矛盾的紧张关系时，我产生了强烈的愿望，想用自己的艺术将我们与对和平的渴望连接在一起。在那一天的冥想中，我问自己该怎么做。慢慢地，我的心脏变得温暖，变得越来越大。我从心中观察地球，感受到自己周围很多人的存在。每个人心里都有一个地球，但每个人都有承载这个地球的独有方式。我非常兴奋，那天回到工作室后，我立刻开始制作雕塑。

克里斯汀向其他人发问："你渴望和平的独特姿态是什么？"她会用雕塑表现这种形象，最终在音乐的伴随下，她在一个仪式上将所有雕塑组装在了一起，以此治疗世界的问题。这是一个极好的例子，帮助我们了解如何将用艺术治疗自己和他人扩展到治疗世界的问题。

克里斯汀的工作建立在合作的基础上，她帮助人们与自己真正的渴望重新建立联系。她与遭遇严重疾病、个人危机或者只想了解自己本质的个人及团队合作，通过为个人塑模这个她在多年艺术治疗生涯中总结出的方法，她解释了那些维持或阻碍真正欲望表达的图像的含义。

克里斯汀是真正的艺术治疗师，是一个大师。她创作了一个代表"完美"的艺术品。病人看到并感受到完美，将完美吸收进自己的身体中，进而得到了深层的治疗。

清单：用视觉艺术治疗

启程

▷ 思考适合自己的表达方式。我们的课堂上常见的方法包括雕刻、绘画、摄影、拍摄影片、拼贴、制作珠宝、临摹以及为仪式制作服装。

▷ 给自己留出独处的时间，让治疗性图像在脑海中自然出现。

▷ 向自己提出问题：和别人在一起时你看到了什么？作为艺术治疗师，你可以发明什么改变自己及世界？你可以使用哪些视觉艺术工具？

▷ 鼓励创意以视觉图像的形式出现。

▷ 购买看上去有趣的颜料或其他材料。

▷ 制作海报或宣传页，展示自己的成果。

▷ 日记的形式不限于文字，也可以包括画画。

▷ 制作一个大手提袋，它可以让你轻松地携带各种艺术材料。

▷ 确立一个艺术创作的每日程序。

深化艺术创作流程

▷ 每天都进行艺术治疗创作。

▷ 关注脑海中图像的黑暗与光明。

▷ 让图像自动浮现，不做评判。

▷ 对吸引自己的材料做出回应。

▷ 训练自己以长远的眼光看待世界。

▷ 将自己创作的艺术品放置在办公室、车里、家里，让它起到虚实转化的作用。

用视觉艺术治疗其他人

用视觉艺术治疗其他人，你可以采用多种方式。

- 首先，和对方成为朋友。

- 以美好的眼光看待对方。

- 询问对方，是否愿意和你一起进行艺术创作。拼贴，或者用彩色铅笔画画是最简单的形式。

- 为他们提供材料，推动他们开始美好的艺术创作。

- 制作一个艺术包，拜访他们时随身携带。

- 如果对方做不了，你可以为他们创作艺术品。为他们画像，为他们的人生及故事创作一个具有治疗作用的肖像。

- 为他们创设一个带有艺术性质的仪式，将艺术品放置在属于他们的空间、病房等地方。

- 每个人都是艺术家，每个人都是治疗师，每个人都能做这些事。

超越

- 感受你的艺术品中传达的某种伟大的力量。

- 对自己产生怜悯、同理心。

- 你不会犯错，只会遇到机会。

- 试验不同材料、形状和颜色。

▷ 创作时听音乐放松。

▷ 记住，艺术是一种精神性治疗。

▷ 寻找光与美的画面。

▷ 你不需要向任何人展示作品，这是属于你的东西。

总结

» 通过意象导引寻找心中的视觉艺术家。

» 根据意象导引，画出自己作为视觉艺术家的形象。

» 如果想采用视觉艺术的形式，那就制作素描本、雕塑、大手提包或其他形式的视觉艺术品。

» 你可以和其他人一起进行视觉艺术创作。为他们提供材料，用美好的眼光看待他们。

第 7 章

用文字进行治疗

愿我们的心灵，流淌出表达真我的文字。

愿我们的文字，散发着更深层的治疗意识。

随着文字流淌，愿它们扩展心灵在人生中的存在；愿这些具有治疗力的文字，来到周围人身旁。

在这一阶段，我们邀请你让来自内心源泉的具有治疗力的文字像河流一样奔涌——以一种只有你能说出的个人化的语言形式出现，让自己在这样的文字中生活、呼吸并创造。无论是为爱人写一首诗，在日记中记录自己的梦想和意图，还是写下自身具有治疗力的场景并表演出来，都要让自己拥有彻底的自由和最大程度的愉悦。

你要愿意探索自己的内心。去一个能与真正的自我产生联系的地方，真正的自我比流动的思维更深，后者总是处于变动状态。和说出来的话语相比，写下来的文字能够反映更深层的本质。让写下来的文字带你进入内心的更深处，在那里，你可以触及本我。随着文字流淌而出，它们将揭示你的内心世界的真实声音。你的灵魂之声，也就是创造人生意义、展现人生方向的那一部分自己，正在讲述只属于你的故事。当你和这个内在声音建立联系后，你就能发现自身魔力所具有的力量。你将学会和自己展开对话，并且开始用全新且具有创意的方式倾听、思考及看待自己。这会为你的人生带来转变。

文字是强有力的工具，文字拥有改变世界的力量。有了文字，你可以前往一个充满创意的世界，召唤遥远的记忆，揭示未被发掘的自我，并且展现全新的现实。有意将重点集中在治疗的文字上，能够同时带来生理和心理上的改变。这样的文字，有可能打开你内心深处的治疗能量。

你人生的故事

使用文字的方式，决定了我们的现实。每个人都拥有塑造了自己人生的一个故事，这个故事告诉我们如何看待自己，也决定了我们的关注重点。我们就是在用这个故事中的文字阐述自己的世界观。例如，我们可能有如下故事：

我很成功。

我是一个健康的人。

我恋爱了。

我得到了人生中想要的东西。

我们的故事也有可能是：

我永远不能让周围的人满意。

我生病了。

我永远得不到足够的满足。

我觉得自己像是受害者。

因为受伤，所以我失败了。

我无法爱上任何人。

在那一刻，你所说的每一个字，都揭示了你的人生故事。你的想法和感受引导了你在人生中的行动，而这就是你该讲出的故事。你用创造艺术的方式，也就是故事，创造了自己的人生。人们总是说："我不知道该怎么做，在某事发生前我不能行动。"他们也会说："我总和丈夫吵架，我们的关系一直都不好。"通过倾听自己的文字，你就能听出哪里需要治疗。我们可以举一个例子，以下是很多人都会讲出的故事：

因为小时候受过伤害，所以我失败了。

我和什么人都不能和睦相处。

我永远也不会改变——这就是我。

我无法坠入爱河。

我的同事仿佛当我这个人是透明的。

我不够有才。

文字也可以用来创造你希望在自己人生中出现的改变。和玛丽一起创建佛罗斯达大学圣茨艺术治疗项目的医学博士约翰·格拉汉姆-波尔（John Graham-Pole）表示："你可以通过重新叙述故事来重塑人生。"

重述人生具有惊人的力量。你的文字拥有展示现实的力量。我们可以找出三种简单的方法来重述你的人生。第一种方法是意识到自己使用了什么文字；第二种方法是改变自己感受事物的方式；第三种方法则是寻找幻想体验。

意识

第一步，改变自己故事的最简单方法，就是倾听自己用来描述自身以及发生在自己身上事情的文字。接着，邀请心中的治疗师说出全新的、具有治疗力量与积极意义的文字，你需要展现出信任的姿态。用带有治疗力的文字来重述人生具有强大的力量，每次经历事件时都可以采用这种方法。改变你的文字，你就能改变自己的人生。积极、正面的文字能够创造积极、正面的故事。在具有明确意图的文字的作用下，你可以创造出一个具有治疗性的、积极向上的现实环境。我可以举一个简单的例子，如"我付出了太多——我总这样"这个表达。再次讲述这个故事时，引入新的文字，以此让故事具有治疗力，那么这个说法就变成了"我恰好找到了自己想要的结果"。

意识到自己说了什么话，欢迎、接纳具有确认作用和治疗力的文字，并不等于否认任何事实。先用一句话表达自己心中的黑暗，新的文字则是艺术治疗过程，是在表达你经历的治疗与改变。人生的很多状况，实际上都是由我们反复练习的语言来表达决定的。和改变习惯一样，首先你需要产生意识，随后进行练习。你会逐渐看到这些改变对自己人生现实的影响。

行动

第二步则是有意识地选择特定形式的语言描述自己的人生。记住，文字创造了你的现实。就像唐卡画师选择绘制具有治疗作用的宗教画像那样，你可以选择具有治疗作用的新文字，重新创造自己的故事，进而改变现实。举个例子，假如你看着自己的房子说出了"我希望住在更大的房子里，我是个失败者"这样的话，你要意识到自己说了什么。下一次看到自己的房子时，不管房子大小、状态如何，你都要邀请具有治疗力量的文字组成新的故事。你应该说："这个房子对处于人生这个时候的我来说是完美的。"

看到其中的转变了吗？当你听到心中的声音用文字描述自己看到的一切时，实际上你是在邀请自己用积极、正面的方式看待一个情况。体验过一次后你可以写下这些文字，看看自己究竟写下了什么。接下来，你可以选择新的文字，再看看自己的观点是否发生了改变。需要再次强调的是，前面的话展现的可能是你心中的黑暗以及需要治疗的地方；而后面的话则来自内心深处的治疗师，描述的是你的全新现实。

幻想性重述

重述人生的第三步，也是最有力量的一步，就是欢迎幻想性的体验降临自身，以此为基础继续发展。我们运用艺术与治疗、意象导引、治疗想象、冥想、散步、祈祷、愿景探索（vision quest）、旅行和医用艺术品揭示幻想体验。与心中的向导、帮助者进行幻想体验具有深度治疗的作用。我们的治疗流程可以促进你去想象以及进行幻想体验。

在那之后，我们会让人们进行艺术创作，在日记中写下幻想体验。通过这种方式，他们可以尊重、接受并使自己融入自身世界观。在平静时刻，他们往往会抱有这一想象；而在黑暗时刻，他们也会借这一幻想宽慰自己。例如，假如一个人听到心中作为精神向导的祖母说他们很漂亮，这种心中的声音就会变得更强大，更能被深层感知。

使用过艺术治疗的病人产生过精神向导、动物和自然界的体验。每一个幻想体验都会被用在故事重述中。拥有幻想体验的人，在人生中往往拥有保护者或者帮助者。我们发现，这对生理问题和人生危机具有显著的治疗作用。幻想创造新故事这种现象，既常见又美好。一名痛失爱子的女性在演奏音乐时看到儿子来到她的身边，对她说他有多爱她。这是具有深度治疗作用的经历，而且取代了令人空虚的损失，成为她看待死亡的新故事。

麻省理工学院的新研究显示，用新信息替代旧信息后，人的记忆会发生改变。记忆，或者说我们背负的故事，均取决于文字和图像。用全新文字替代已有文字，你实际上是将一段痛苦经历的记忆改变为受到关爱的记忆。例如，一段受虐待的记忆，可以用被父母关爱的图像替换。这些图像和文字中蕴含的爱，会逐渐取代之前令人痛苦的创伤图像。

随着人生故事不断丰富，你会不停地用新的文字和角度重述故事。你可以把自己变成英雄。一名患有乳腺癌的女性修建了一个花园用于治疗。她的故事出现了改变，她从一个抑郁的受害者变成了充满创造力的强大女性，创造出了一个用于治疗的神奇的曼陀罗花园。当你的故事成型时，你要讲出这个故事，承认这个故事，并为此负责。改变自己的语言，你就改变了看待问题的方式，邀请并欢迎一个幻想现实融入自己。

重述人生的最基本原则，就是接受自己就是艺术治疗师这个事实。"我是艺术家，我是治疗师。我身体里的艺术家和治疗师是一体的。我用艺术治疗自己。当我创作艺术进行治疗时，我改变了自己和周围人的人生。"重述从根本上、以一种强大的形式改变了我们看待自己的方式。我们对自己的看法，从一个面对疾病和危机时不知所措的人（有人可能接受过很多治疗师的帮助，却仍会感到抑郁），变成了一个拥有艺术治疗师技能，能够治疗自己、他人及群体的人。

以下是用文字重述人生的其他例子。

充满积极性与爱的故事

> 我能在工作和人际关系中取得成功。

> 我能在周围看到美丽。

> 我走在成为自己的正确道路上。

> 我正在从这件事中学习，每一刻都在成长。

> 我得到了指导和照顾。

> 我在正确的地方。

> 我可以爱上周围的人。

> 我一直被人关爱。

> 我的周围有爱我的守护"天使"。

▷　我的精神向导总是与我在一起，照顾我，爱着我。

帮助你重述人生的心理确认

▷　每一刻我都可以选择。

▷　我的身边都是美妙动人的景象。

▷　这太美了。

▷　爱可以治疗我和我身边的人。

▷　命运便是如此。

▷　每个问题都是进化、成长的一种方式。

▷　我的行动受更高力量的指引。

治疗的构成

▷　自爱。

▷　宽恕。

▷　受到指引——你并不孤单。

▷　每一刻均可以选择。

▷　如礼物般出现在身边的事物。

▷　透过艺术家的眼睛看世界。

▷　信念与信任。

▷　相信心中的守护者。

在本阶段的练习中，我们会进行多个写作项目。在这个过程中，记住前面提到的文字和故事的力量。

迈克尔的故事：用文字进行治疗

我妻子南希在 1993 年因为乳腺癌去世，那年她 55 岁。她和我合著了很多书，其中包括《良好怀孕手册》（ Well Pregnancy Book ）和《用心看世界》（ Seeing with the Mind's Eye ）。

当南希因为乳腺癌接受骨髓移植时，我写了一本日记记录这个过程，这个做法很有可能救了我的命。在治疗过程中，我在她的病房里住了五周。看着她接受如此复杂治疗的同时还要担心并发症，这是我人生中最痛苦的经历。我的一部分对自己说，她可能会死去——医生告诉我们，真的存在这种风险——或者出现严重的副作用，导致她备受煎熬。我可以生活在这个故事中，让自己变得更加抑郁，让自己生病。

可我心中的艺术家出现了。我决定带着笔记本电脑住进她的病房，每天都写点什么。我在自己的故事世界和她的骨髓移植世界中觉醒。我发现，我每天不仅能看到发生在她和我身上的事情，我还能通过自己具有治疗力的作家之眼看待一切。我也看到了她的精神内核，因为看到而感激上天。我没有伤心，没有简单地记录危机，而是让日记具有了深度的精神属性。我的日记是对一个勇敢故事的记录。南希是我的老师。每次写作时，我都能看到不一样的东西。我用一种对自己来说具有未来可持续性的，而非让人抑郁的方式看待发生在我们身上的一切。我看到的是她的美丽，而不是她受苦的样子。直到今天，我还保持着这个想象。而正是写作让我看到了这个经过修饰的现实，而不是把所有精力都集中在眼前巨大的困难与黑暗中。这种变化也在日记中得到了体现。帮助我离开病房、走进想象空间的，总是光明与充满感激的祈祷。在我看来，如果没有写日记，我只会看到黑暗。通过写作，我得以通过一座桥，走向光明。

南希去世时，我们所有人都遭受了巨大的痛苦。我的大儿子挖了一个锦鲤池，他的弟弟坐在南希身旁弹起了吉他。我坐在她身边，看着她。我可以看到、感受到两个现实，作为观察者，我的人生浮现出了两个故事。一个是她正走向死亡的身体，正在变黄、肿胀、大小便失禁；另一个是她无限的美丽，还有围绕在她身边的光亮。

南希去世前一周断断续续地陷入过昏迷，她开始对每一个前来探望的人说她爱他们，他们看起来很美丽。她看着他们的眼睛，安静地逝去。在我看来，她太勇敢了。她的美丽远远超越了肉体的存在，我眼中的她并不是那个身体表现出来的样子。从她身体里流淌出来的爱，是她送给每一个前来探望的人的礼物。她的爱肉眼可见，也是我坚守到现在的东西。她最好的朋友伊丽莎白带着我走到楼下对我说："迈克尔，你知道南希摆脱了肉体，成了纯粹的精神。她现在是完美的爱了，可以给予我们每一个人爱。"我知道她说的是真的。我能看到，也能感受到。

这是我重述南希死亡的开端。我选择了一个全新的方式看待她，为此专门写了一个故事，并致力于使之成为现实。这个新故事成为我看待事物观点的源泉，创造了我在今天所拥有的现实。我能看到，那些融入我对她的死亡重述故事的其他事件，同样具有让我的精神趋于强大的属性。

帮助我走出南希去世阴影的，是我对南希的纯粹的爱和围绕在她身边的光亮的看法。因为太过光明，整个过程在我看来就是沐浴着巨大的恩典，在耀眼的光明中进行的。她已经成为可以给予我们所有人的纯粹的爱。与我看到的力量和浩瀚相比，她的死亡几乎是逐渐远去。

在她去世时以及去世后，我给其他人讲了这个故事。后来，我写了一本有关南希去世的日记，记录了这个故事。瑞秋·雷门（Rachel Remen）在她的《餐桌智慧》（Kitchen Table Wisdom）一书中写到了将南希的死亡看作爱。这个故事源自我看待南希的全新方式，来自我的幻想体验，成了伊丽莎白和瑞秋的故事与经历。

迈克尔骨髓移植日记"只有美丽留存"节选

1993 年 4 月

黎明前我们躺在一起，就像两个等待圣诞节早上到来的孩子一样，兴奋、充满期待又紧张不已。我们同样感到害怕，但爱将我们连接在一起；我们成为一体，等待命运的来临。

黎明时，我打开窗帘，让令人愉悦的朝阳照进房间。人的精神就像朝阳一样，来自黑暗，来自一无所有，却让世界充满希望和愉悦。初看一眼，朝阳的光芒让我们目眩神迷，甚至睁不开眼，但却是在提醒我们，全新的一天已经到来。

微风中的树叶闪烁着微弱的光亮，反射出了象征着新生命的绿色光亮。我将泰泽祷文放进录音机，为南希读起了《诺里奇的朱利安》（ *Julian of Norwich* ）。

我可以让一切变好，我能让一切变好，我应该让一切变好，我会让一切变好，你会看到自己的一切都将变好。

你重塑了我的人生。

我为此专门冲了澡，新理了头发，换上了正装衬衫。阳光照进了我做准备用的家庭房间。那就像是为一个大事件穿衣打扮，比如，参加婚礼或者成人礼。兴奋感像能量或者电子一样充斥在房间里，让我们两个人紧张。我的身体内部，就像一个绷紧的橡皮筋一样，在微微颤抖。护士说，这是等待已久的那一天，但过程并没有给人这种感觉——他们只是把解冻后的骨髓装进大的注射器里，再推入南希的体内。

8点时，一位女士推着一辆小车走进房间，快乐地向南希问好。她说她叫乔伊（Joy）[1]，"是来把骨髓还给你的人。"她开始布置托盘、水和注射器。她把水倒进容器，用于解冻骨髓。我为

1　乔伊的英文名也有"快乐"的意思。——译者注

加热器和发动机通上电，轻轻地晃动容器里的水。乔伊一边微笑一边对南希说不要担心，接着叫来另一个护士，将南希的骨髓从一个小冰箱里拿出来，仔细核对五个袋子，确定名字和编号都与南希腕带上的名字和数字匹配。她表示，尽管这一天极为重要，但治疗流程并不痛苦，和平时输液没有区别。我为她祈祷。

感谢你伟大的神灵，感谢你给予我的这个世界。感谢你为我带来这个黎明和全新的一天。感谢你创造了南希和她的生命。感谢你送来照顾南希的医生和护士，感谢他们付出的爱。伟大的神灵，帮助她吧。帮助她生存，帮助她摆脱癌症。给她美好的生活，让她重生，成为你的孩子，进入你的世界。

我看到房间里的光亮发生了变化。我能看到空气的分子亮了起来，围绕着她的能量清晰可见，充满了整个房间。那就好像光芒在她身边跳舞一样。整个房间仿佛从内部发光一样处处光明。

本阶段实践

写下的文字只是你说出的话和采取的行动的前奏。我们在前面说过，你要意识到自己的文字所能引起的强大共鸣。当你说话时，你会为自己和周围的环境创造出震动性能量，这样的能量将与其他人的神经系统互动，与他们的心理和身体产生共鸣。当一个词被很多人说过很多次，让他们产生一定的共鸣时，就可能改变实体的现实。与此类似，当你说出"我爱你"，或者把爱注入自己的行动或艺术品中时，就能够改变你和身边世界的能量场。文字是力量，是动力。

将自己的文字用作能量之力，将自己从束缚中、从阻挡自己自由地治疗的阻力中解放出来。在本阶段的实践中，我们将使用文字，采用几种强有力的方法实现上述目标。第一个方法是在日记中自由联想，第二个方法是写诗，第三个方法则是写一部剧本。

自由联想

你需要每天确定一个时间进行这个练习。不管是发自灵魂的沉思还是日常要做的事，你什么都可以写。玛丽会在日记本边缘的空白处画画，或者信手涂鸦。写作这个流程不过是意识的流动，我们的目的就是让意识自由地流淌。这是一个书写不断流淌文字的前反思过程，不要停顿，不要去思考。

去试一试吧。想在写日记时开始自由联想，想象一下自己正随着意识飘浮，不知道会被带向何处。动笔后，让文字自然而然地出现。这些文字并不需要合理，不要担心语法和标点，让文字反映你的真实内心。打开自己心中的广大空间，允许自己进行纯粹的书写。让文字超越思考和理论，成为正在进行的经历。你可以写自己的家人，写饭桌，写鲜花绽放，也可以写一个开启一天生活的简单信息。写下自己想做的事，或者回顾自己过去十年的人生。

开始书写时，尤其是对那些不认为自己是作家的人来说，放弃控制权能够消除恐惧和批评造成的障碍。让自己融入文字之中。去探索、嬉闹、试验。问自己："如果允许自己玩，我会做什么？如果我不需要写宏大的内容，那么我应该写些什么？"你在这里并不需要掌握专业技能。追随本能，用自己的方式书写就是了。让这个过程变得有趣起来，激发自己的冒险感。你可能愿意快速、无所顾忌地书写，也可能愿意缓慢而谨慎地书写；你可能愿意用小字，也可能想用大字。自由地尝试不同类型的书写方式，了解哪种方式最适合自己。这里不存在错误的选择——你要放手让适合自己的方式自然浮现出来。

如果你觉得这个练习奇怪、尴尬、不合理、丑陋、幼稚或者重复乏味，那也没问题。你对自己的评判越少，流淌出来的文字就会越多。写一件你在人生中体验过的事；带着改变人生的意图选择新的文字，以看待自己的全新方式选择文字。请尊重并保留你写下的一切，跟着自己的感觉、跟着自己的能量前进。我们无法向你做出保证，但结果有可能让你意外。

你也可以只在日记本的一页或一张白纸上写一两个字，再画一幅画，或者用拼贴形式写作。这是一种强有力的方式，很多画家都会把这当作艺术创作形式。书写文字像镜片一样聚焦你的能量，周围则围绕着漂亮的绘画作品。

诗歌与治疗

诗歌拥有强大的力量。因为能够激发人们的想象、调动读者的感情、感知，所以诗歌比散文更具感染力，因此也更接近人类右脑的图像处理流程。诗歌是灵魂的语言。诗歌能触及感知的核心，是源自直觉的文字。诗歌会诱惑你前往别处，诗歌能创造一种发自内心向外探索的欲望。诗歌可以是抒情的，可以具有神秘感，也可以是缥缈而优雅的。

你的诗歌主题可以是爱，可以是悲伤，也可以是痛苦。你的感受越深，写下来的诗歌就越有美感。窥探真实的自我，揭示出的存在比你自认为能感受到的事物更为深刻。在文字的帮助下，你可以体验更深层的认知和感受。你可能会产生文字是心中的灵感的感觉。和谜题一样，你的文字透露了通向真相、感情或经历的线索。诗歌引导你前往过去从未去过的深处。写完一首诗，你就能抵达那里。写就是了，去感受，读出来。你难道不会为自己的作品感到惊讶吗？诗歌在医院和癌症中心被广泛地用于治疗，这也是更为广泛的诗歌治疗这一活跃领域的组成部分。在加利福尼亚州波利纳斯的康门威尔医院中，瑞秋·雷门使用诗歌治疗癌症患者。在她为约翰·福克斯（John Fox）的《诗意医学》（*Poetic Medicine*）撰写的序言中，她写道："诗歌就是在说出真相，而在这个以科技为导向的文化中有一个被保守得极好的秘密，那就是，说出真相就能被治疗。"

医用艺术品：文字治疗项目

拿出你的日记本，写一首或几首诗。写作时，不要担心韵脚、格律或者诗歌的规则。如果想遵守规则，那便去遵守；但你完全可以想怎么写就怎么写。让心中的所有文字都流淌出来。当第一句诗出现后，你就能够自动书写剩余的部分。使用能够唤醒感受、想象和体验的文字。接下来，如果你愿意，你就可以大声读出来，或者分享给别人。

以下是一些可以用简单文字进行治疗的方法。

> ▷ 在日记本的一页上写下一个字，为这个字画一幅画。

> ▷ 在一周的时间里持续写诗。每天起床后写下一首诗，或者换一个时间写诗。写什么都可以。你不需要把诗拿给别人看。

> ▷ 每天早上起床后都拿出诗集，读一首诗。找到一本能让自己产生共鸣的书。例如，你可以读鲁米（Rumi）写的情诗。读出来，再用自己的语言重新叙

述。假装自己是诗人去感受。用第一人称书写，使用"我"这种说法，好让自己全身心投入。

▷ 写一首情诗。看着月亮或日出写下一首诗。和爱人在一起，为他们写一首诗。即便母亲已经去世，也为她写一首诗。

基斯的故事：晨吐

基斯·史密斯（Keith Smith）写下了一首诗，来记录自己是如何应对妻子死亡的。妻子生病前，基斯是一所社区大学的视觉艺术教师。他加入了康门威尔的癌症疗养中心，开始和瑞秋·雷门一起写诗。尽管他本身是艺术家，但基斯从未将艺术用于治疗。妻子去世后，他用日记、诗歌和绘画来应对妻子死亡带来的心理创伤。创作出这么优秀的作品后，他成了艺术治疗师。他出版了《晨吐》（*Morning Sickness*），书里是他的画和诗。以下就是一首他如何让自己从伤痛中走出的诗。

晨吐

成长与改变

跳这支舞

带着失去与伤痛

看到层层花瓣覆盖，看到长有羽翼的世界

吃饭，毁灭，降生并展开

干枯，恐惧，可怕与盲目

安宁，强大，宁静与崇高

测试，测试

你是否准备好了设想

去应对

被强塞的一切

那是魔术师的手段

你孕育着上帝

有了灵魂，你就是伟大

你生下了自己

这是人生的最伟大目标

不要再次夭折

在这首诗中，基斯深入描述了自己的治疗。灵兽找到他，成为他的向导。他看到了降生的景象，看到了自己新生活的到来。基斯如今已经再婚，而且有了孩子。悲伤帮助他孕育了新的人生。基斯将自己的作品称为"哀伤的艺术品"。艺术和诗歌是治疗家人或朋友去世带来的伤痛的良药。

公开爱与欣赏

诗或短小的文字串是告诉人们他们对你有着怎样重要的

意义，或者你有多么爱他们的极好方式。这个方法具有极为强大的治疗效果，可以不断向外传递，可以传向世界，也可以传回自己。

实现这个目标的一个方法，就是利用自己的艺术品和治疗写作能力写下一份誓言或保证。你可以利用自己的创造力、治疗力和爱为爱人写一份誓言，或者为朋友写一份保证。打开心扉，让文字自然流动。这份誓言不一定必须是结婚誓言，它可以是为任何仪式准备的誓言，也可以只是为爱而写下的誓言。

记住，写诗时，不要担心韵脚和格律。一切都可以接受——重点在于自由的感情。先写下第一句，让剩下的文字自动出现在脑海，以旁观者的身份看着这些文字变成一首诗。

用戏剧治疗

戏剧、剧作也是利用文字进行深度治疗的一种方式。从古希腊人让戏剧这种艺术形式变得风靡之前，戏剧就已经被用作治疗了。戏剧可以重现真实的事件或展现力量的幻想场景。观看戏剧的人们可以体验那个事件，从中学习，并为之感动。在安全空间里用温暖的方式重新体验一个事件具有深度治疗作用。在戏剧中，一个事件变为正在进行的活动。演员和观众活在一个故事里，他们让这个故事有了实体，也在品味这个故事；图像变得真实起来，从而影响人们的身体状况。戏剧可以处理感情、发生的事和想象的事件。在处理性侵或家庭成员关系这样的重大问题上，演员和观众都会体验这个故事，当剧终的灯亮起时，他们都能得到治疗。

阿妮塔的故事：从士兵手中拯救她的女儿

阿妮塔的工作是与艾滋病患者一起表演戏剧。因为属于日常工作，所以她很了解艺术与治疗。她投入了自己的人生，希望用艺术治疗其他人。她参加了迈克尔在整体健康工作室的课程，了解如何让自己的戏剧治疗变得更有深度，如何拥有更好的治疗效果。她是位拉丁裔女性，非常漂亮，感情也很丰富。在她进行"哪里需要治疗"的意象导引时，我们观察她，看到她眼里出现了泪水。我们本以为她要做一个和她参与的艾滋病戏剧有关的项目，可当她呈现作品时，我们惊讶了。

她把自己7岁的女儿和10岁的儿子带到了课堂上。她在儿子面前摆了一架小电子琴，女儿穿了一条漂亮的墨西哥风格的花裙子。她给课堂上的每个人都发了她亲手做的漂亮的纸蝴蝶。接着，她说话了。

我们一家都来自墨西哥的一个小村庄。几百年前，西班牙人来了，他们在一天晚上抢走了所有的女儿。这个故事困扰了我一生。外婆把这个故事讲给我妈妈，我妈妈把这个故事讲给我。在我进行意象导引时，我知道自己必须一次性地治疗这个故事。我们的村子有一片蝴蝶林，帝王蝶在迁移时会飞进那里。那是一个在山间的漂亮小村庄。你能看到云雾飘进村庄，看到高高的树，看到蝴蝶筑巢，挥动翅膀缓慢移动。

她把女儿放在一个用桉树叶做成的柔和垫子上——蝴蝶的食物就是这种叶子——儿子弹出了她写在琴上的一段柔和的旋律。随后，她跳了一支舞。她围绕着屋子转圈，触摸我们每个人手中的蝴蝶，带着我们走进了几个世纪前的村庄。当她触摸这些纸蝴蝶时，我们发现自己移动着蝴蝶的翅膀。当她在我们身边跳舞时，我们的脸上可以感受到风和蝴蝶柔软的翅膀。

随后，她站在了女儿面前。她太强大了。她看着士兵的眼睛，对他们说不能带走她的女儿。她挡在了女儿的前面，完美地保护了她。她亲吻了女儿，抚摸她的脸，用强大的"爱之毯"包裹住了她。随后两个人都站了起来，跟着儿子弹奏的旋律共同起舞。

我们不敢相信眼前的一切。她的女儿好像逃过了被绑架的命运一样。在这段美丽的舞蹈中，生命力重新回到她、她的家人和她的村庄中。

阿妮塔作品的启发

▷ 你的作品可能与你开始创作时的设想不太一样。

▷ 你可以治疗流传了几百年却仍困扰你的古老故事。

▷ 家庭成员能够起到帮助作用。

▷ 在艺术治疗中，戏剧是治疗仪式。

▷ 创造一种环境、一件舞台戏服、一段音乐和一个剧本。

▷ 通过将视觉艺术、音乐、舞蹈和文字结合在一起的方式，创造一个完整的治疗仪式。

▷ 戏剧能调动人们的感情，能让观看者参与其中，并以此治疗观看者。

▷ 用自己过去经历的事件创造戏剧。

▷ 用自己人生中的事件创造戏剧。

意象导引：用人生中的一段痛苦经历创作戏剧

　　和阿妮塔一样，你也可以创作一个短剧，通过带有治疗性质的表达和重现形式，回到人生里一段需要治疗的过去。你可以将记忆中的一段痛苦经历创作成戏剧。内容可以特别戏剧化，也可以很平淡。请放心，这样的经历早已存在于你的体内；在这个创意流程的帮助下，你可以重返那个瞬间，站在新的空间、从全新的角度看待那段经历。

你可以在一个安全的空间独自进行这个活动，可以和一个愿意安静地用安全的方式拥抱的朋友在一起，也可以在一个艺术治疗小组面前表演。在这里，你要创作一段独角戏，主演就是你自己。

意象导引会引领你回到心中保留这段记忆的地方。重回现实后，你将创造一段即兴戏剧，再现这段记忆。在意象导引中，你可以想象其他人在一个三维空间，如一间屋子里。在你的想象中，你可以与存在于记忆中的人对话。整个过程用时不超过 5 分钟。完成这个即兴记忆短剧后，坐 5 分钟，呼吸，感受自己被爱接纳，接受具有治疗力的内心。

开始意象导引时，你可以坐下或躺下，让自己舒服就好。感受灵魂驻扎在身体中，感受这一刻。感受当下的自己。记住年份、月份和日期。在移动身体的时候，放手让椅子或地板彻底地支持自己。现在，缓慢呼吸，从 10 数到 1；倒数时，让自己更深地放松。呼吸，每次呼吸都说出一个数字："10-9-8-7-6-5-4-3-2-1。"

呼吸时，释放所有紧张感。现在，想象自己身处一个无限宽广的开放空间。这是一个安全空间，你很平静，感受不到一丝危险。在这一刻，你受到了完全的保护。进入自己意识中的静止点。在内心，回忆人生中一件让人痛苦的事情。回到那段记忆中，像看电影一样去看那段记忆。回忆所有细节——包括文字、行动、感受、想法、气温、自己当时的年龄和物理位置。回想这段记忆时，感受当下的自己所在的广大空间。现在，你身处一个安全的空间，回忆那段记忆。

　　用爱与慈悲承载这段回忆。让身体保持放松，安静地回忆。让这样的状态保持一段时间，直到感觉自己的记忆逐渐消失。现在再去呼吸。每次呼吸时，从 1 数到 10，回到安全的当下。每呼吸一次就说出一个数字："1-2-3-4-5-6-7-8-9-10。"进入自己的身体，感受自己的脚与地板接触。在当下感受自己的手指、脚趾和整个身体。休息，在平静的静止点保有这段记忆。

　　回到自己的静止点。记起现在的时间，再次驻扎在身体中。感受在自己的人生中展现出的强大能量。你从过去调取了一段记忆，将这段记忆释放进了现在。这是你的故事，放手吧，将它从身体中释放出去。感受自己的创造能量被释放；感受自己的心敞开。以宽容之心释放那段记忆。留住你看到的那个人，带着深切的感激接受这一部分自己。你生存了下来，现在变得更加强大，而且得到了治疗。想象一下自己被身后的感激与爱填充的样子。现在，再唤醒一段为你带来快乐与爱的记忆。这能为旧的那段记忆注入光明与理解。感谢自己留出了时间，并且有勇气践行自己的故事。

　　我们身上这些受伤的部分，也是人性的组成部分。在这一刻，过去得到了重构，你进入了全新的未来。向前迈一步，深吸一口气，为自己走到今天这一步心存感激。从某种程度上说，在此生经历的基础上，你成了现在的自己。

现在，留出 3 分钟，说出，或者将上述记忆改编为戏剧。这是即兴戏剧表演。你可以引入其他角色。用意识打开眼睛，允许自己再现那段记忆。再现记忆时，你会记起已经过去的事情，你是安全的。你幸存下来了。你是强大、安全且富有创意的人。你会再现那段记忆，并对其做出改变。完成记忆的即兴表演后，回到自己强大、安全的静止点。现在，将自己的经历做一个 3 分钟的表演，如果有其他角色存在的话，也要让他们出现。

你也可以假装另一个人是自己的母亲、父亲、姐妹、兄弟、子女、妻子、女朋友或男朋友，创作一个短剧。在 3 分钟的时间里，看着他们。发挥想象力，把他们看作家庭成员，说出自己想对他们说的话。

安吉拉的故事：用文字分享人生

安吉拉是一家大型医院的护士，她的人生非常艰难。她的婚姻因为长时间的工作而受到伤害，她的精神随时保持着高度紧张的状态，人也非常焦虑。她觉得自己的人生已经失控，需要重新开始，重回正轨。她向我们讲述了她分享作品的故事。

我决定写一些非常私密的内容。我正处于自我发掘的过程中。我选择写下自己的挣扎，去寻找自我，寻找属于我的独立，去成长并掌控自己的人生。我撰写了自传。我描述了离开家的艰难生活，描写了我的恐惧和我的痛苦。写作的时候我意识到，自己的人生失控了。写得越多，我越能意识到有那么多人想告诉我这个现实。我在忍受痛苦与烦恼。

我从没想过自己会把这些内容读出来，没想过和别人分享。当我发现自己敞开心扉，愿意分享如此隐私的东西时，我便无法停止写作。我有太多想分享的东西。我发现，写作的过程让我得以去分享。我并非必须分享，而这赋予了我分享的自由。治疗力最强的并非写作，而是分享。着手这个作品后，我才真正能做让自己感觉良好的事情。通过分享，我得以触及其他人的人生。我觉得我的人生很励志，我认为我的故事能影响其他人。诚实，让其他人看到我的另一面，这激发出了我的内心深处的感情。

课堂上的其他人同样打开心扉、坦诚相待，在安吉拉成长的过程中为她提供了支持。向他人分享能够推动他人与她分享，这是一种神奇的感觉。"我相信我可以把如何利用写作进行治疗的方法融入和病人的相处中，"她对我们说，"很多人需要和他们的护理人员建立信任关系。我可以通过分享、让自己变得脆弱来实现这个目标。"

如何用写作进行治疗

第一步：走上写作之路

▷ 意识到自己在人生中使用的语言。

▷ 邀请具有积极、关怀性质的文字出现，用这样的文字创作新的故事。

▷ 利用重述故事的力量改变自己的人生，让人生朝着自己希望的方向前进。

▷ 为自己留出做白日梦的幻想时间。

▷ 创造用于写作的空间和时间。

▷ 像对待金子一样重视自己的写作时间。

▷ 使用笔记本电脑、台式机、螺旋形笔记本或日记本。

▷ 把一台笔记本当作移动工作站，随身携带。

▷ 每天都留出固定长度的写作时间，或者写作固定页数的内容。

▷ 邀请自己的灵感、心中的智慧或心中的平静之人，每天与自己一起歌唱。

第二步：创意之人的治疗之旅

▷ 有意识地用写作进行治疗。

▷ 出版：用电子邮件发布，或者发布在博客上。

▷ 分享自己的声音；摆脱自己的阴影，进入社区。

▷ 在公开场合讲话，在学校、教堂或在朋友中发表讲话。

▷ 如果写满一页纸让你感到害怕，那么就分栏撰写。

▷ 写出短小的段落或独立的句子。

▷ 找到能让自己感到愉悦的彩笔。

▷ 在文字旁边画画。

▷ 用漂亮的画装饰电脑机箱或日记本。

▷ 写作时，让文字自然流动。

▷ 不要修改或审查删减；不要去评判。

▷ 用文字写下你会对某人说的话。

▷ 不要担心自己写的东西合理与否。

▷ 感受自己被爱包围。

第三步：深化

▷ 每天写作，以此进行治疗。

▷ 想到什么就立刻写下来。

▷ 在写作中加入符号。

▷ 大声地把故事讲给其他人听。

▷ 融入自己的故事中；故事会带你前往"别处"。

▷ 和自己创作的角色对话，邀请他们现身。

▷ 让自己漂流在文字之河上。

▷ 重写，让自己的文字更具感情、更有想象力，这样别人可以在你讲故事时透过你的眼睛看一切。

第四步：超越

▷ 触及内心深处的智慧与灵魂的意象，将它们转变为文字。

▷ 诗歌通常更有深度，也更接近灵感源泉。

▷ 寻找在自己写作的内容中反复出现的词语，这些词语就是你的主题。

▷ 阅读时，爱你的文字，爱你自己。

▷ 不要害怕诗歌；你不需要押韵，不需要满足格律要求。

▷ 创造一个支持小组，分享自己写下的内容。

▷ 引出深度记忆。

▷ 发自内心，给自己写一封信。

▷ 发自内心，给世界写一封信。

▷ 让文字引领你走入更深入的地带。

▷ 让自己的人生变成活的神话。

▷ 寻找光明和愉悦的图像。

写作治疗窍门

▷ 活在当下。

▷ 自发、随性写作。

▷ 快速写作，不要思考。

▷ 运用意象性的文字创造体验。

▷ 从真实的经历出发写作，不要从理论出发。

▷ 让写作的内容从身体和情感中自然流淌而出。

▷ 写下自己的任何感受。

▷ 摒除要求或期望。

▷ 留出时间学习；跟随自己的文字的潮起潮落而动。

▷ 自如地在安静中生活。

▷ 保持诚实；无论消极还是积极的表达都很有力量。

▷ 保持真实。

总结

» 写诗，每次写上半个小时或更多时间，大声读出来。

» 进行意象导引，在人生中寻找一段戏剧。

» 为自己和他人创作一段即兴表演。

» 重新讲述人生中的一段经历，写在日记中。

你只需要写下来，治疗过程便会自然发生。这并不会花费太多时间，消耗太多设备，也不会占据过多空间。你只需要做出进入写作空间、写上一段时间的决定，然后等待剩下的事情自然发生就可以。

第 8 章

用音乐进行治疗

天空和星星为我们创造了音乐；太阳和月亮赞美我们。女神们为我们歌唱。愿我们的人生总是流动着这原始的韵律、宇宙的歌曲和生命力的颤动。愿我们睁开眼睛、敞开心扉并打开耳朵，倾听这个世界以及宇宙的音乐。

音乐是世界上最古老、最强大的治疗形式。多少个世纪以来，人们一直在使用声音、音调、颂唱和击鼓的方式，让自己进入不同的意识空间，因此得以治疗。

音乐可以在记忆和感情层面唤醒人们充满节奏和活力的参与感。我们可以找到明确的证据，证明音乐在治疗干预方面具有强大的治疗力。在过去很多年的众多研究中，人们在众多健康环境下对音乐进行了研究，结果显示，音乐在治疗和症状控制方面相当有效。音乐是被研究得最为透彻的艺术媒介。我们可以找到强有力的证据，证明音乐可以与神经系统互动，甚至塑造神经系统。比如，唐·坎贝尔（Don Campbell）提出的著名的"莫扎特效应"表明，古典音乐有助于儿童形成特定的神经通路，进而提高儿童的认知能力和考试分数。在其他案例中，音乐可以被用来提高老年人的精神敏感度。很多因为神经受损而无法说话的人在听过音乐后能够流利地唱歌。音乐可以打开加速语言开发与恢复的神经通路。

重症监护室里经历过手术的病人在听过音乐后，其血压、心率都会下降，对止痛药的需求也会降低，而且肾上腺素和白细胞介素这两种重要的应激激素水平会出现 20% 的下滑。让人意外的是，他们的垂体激素还会出现 50% 的提高，这种激素与减少压力、启动治疗流程相关。音乐带来的这些重大生理改变显而易见，每个人都能轻松地采用这种方式进行治疗。

有这么多医学研究支持音乐治疗的效果，艺术治疗项目开始越来越多地将音乐引入医院和关怀机构，将这种治疗形式介绍给病人。根据医护人员和患者的不同，人们在不同的医院环境中引入了不同的音乐。例如，有些医院让音乐家进入如候诊室或者病房这样的公共空间。在圣茨艺术治疗项目中，他们每周都会举办音乐会，弦乐四重奏演奏者、钢琴家、歌手以及其他音乐家都会受到邀请，在开放的候诊区域演奏音乐。大学和医院所在社区的音乐家也会得到邀请，共同参与表演。医学院学生、艺术家、保洁人员和护理系学生携手打造出了一系列音乐会。

　　另一种将音乐引入医疗保健领域以起到治疗效果的方法，就是将音乐带到病床边，让病人及其家属可以向巡回表演的音乐家提出要求。在很多医院，音乐家会在医院大厅里走动，他们会进入病房，像中世纪的吟游诗人一样弹吉他唱歌。音乐为医院的不同部门创造出了强大的连接，创造出了可以在病人及其家人与医院工作人员之间分享的美好经历。音乐是属于私人的东西，带有强烈的私人性质，这意味着每个人都拥有根据个人喜好选择乐曲、专辑和艺术的权利。吉他手走进一间病房，病房中的一个病人正感到痛苦和害怕。有时只要一首歌，病房的氛围就会被改变，病人就会舒服很多。这种做法与止痛药有着同样强大的疗效，而且没有副作用。

　　如今这个时代的音乐播放设备极为轻便、便携，音乐甚至被用于手术中帮助病人放松、分散病人注意力；音乐也可以用在手术前、腰椎穿刺时，或者在其他痛苦的治疗活动中被用作辅助。病人只需要戴上耳机，听着 iPod 里的音乐放松。如果你（或者你认识的其他人）马上就要住院或者接受治疗，你可以带上一个播放器，播放音乐帮助治疗。

　　已经在医院得到广泛应用的音乐治疗方式，也可以成为你在家创造治疗环境的重要组成部分。一切与音乐和治疗相关的事物均带有强烈的个人属性。不同类型的音乐可以唤醒不同人的不同种类的记忆和感情。从治疗角度出发，应当选择能与自己产生共鸣的音乐。在自己的身体里感受音乐。音乐改变你的情绪了吗？你能利用音乐强化意识、创造平静与安详吗？

　　不管是爵士、古典、非主流还是摇滚，任何类型的音乐都能产生治疗效果。音乐能够平衡身心、制造和谐，能让你放松，也能产生刺激作用。以治疗为目的，你也可以选择能给你带去活力、让你感到强大而有力量的音乐。做出音乐方面的选择时，你要想办法利用音乐创造适合自己的情绪环境。例如，进行医疗活动时，人们通常会选择深度放松的音乐，如轻柔的铃声或者莫扎特的音乐；为了入睡，人们可能会选择摇篮曲风格的音乐或者自然声；为了治疗，人们可能会选择赞美诗；想要获得活力，人们的选择可能是雷鬼音乐或者摇滚。需要再次强调的是，选择什么音乐完全属于个人选择。

　　你可以将利用音乐在特定瞬间唤醒自己做出改变变成一种习惯，以便随时进行这种活动。你可以利用类似 Spotify 这样的手机软件，为特定的治疗需求制作音乐专辑。确定哪些音乐能让你感到健康、快乐和乐观积极，哪些音乐能自然地引起你的共鸣，以此为依据做出决断。使用音乐时，你需要对音乐如何影响身体感受保持敏感。如果它让你感到难受，你就要拒绝那样的音乐。有些音乐带有敌意。声音以震动的方式进入我们的身体并融入我们的意识，所以我们需要能够带来健康、促进治疗能量产生的音乐。

听音乐的健康效益

- 减轻疼痛。
- 有助于中风病人的认知能力恢复与情绪改善。
- 创造积极的情绪改变。
- 减少焦虑。
- 降低心率。
- 降低呼吸频率。
- 降低血压。
- 使人放松。
- 激发力量感。
- 缓解慢性非恶性疼痛病人的抑郁状态。
- 缓解慢性非恶性疼痛病人的失能感。
- 减少接受化疗病人的恶心与呕吐。

德郎佐的故事：用传统非洲音乐治疗一个群体

德郎佐·波普（Delonzo Pope）是参加迈克尔艺术治疗课程的一个学生，他表示："教我击鼓的老师总是对我们说，我们是为了治疗人们而表演，我自己看到了，也感受到了……我在一个神圣的空间里，为特殊目标，使用敲鼓的天赋去表演，去治疗。"

德郎佐是一个身材高大、举止优雅的非洲裔美国人；他的脸上总是挂着不可思议的微笑，散发着神奇的治疗能量。他的能量极为积极且温暖，与他在一起时，你会情不自禁地生出一种荣耀感。在德郎佐染上肺炎后，他决定更换职业、改变自己的人生。他重返学校学习平面设计，也就是在那时，他上了迈克尔的课。他是名鼓手，是武术指导，也是名治疗师。

当我听到我们可以按照自己的意愿采用任何艺术形式制作最终的医用艺术品时，为了搞清楚做什么，我经历了比自己预想中更大的困难。我一直相信采用艺术形式进行治疗的理念。这些年里我一直知道艺术具有治疗作用，第一周过去后我意识到，这个"博爱"（Caritas）项目，不管以何种形式出现，都会打动我，让我感动。

最初我的设想有些模糊，但第二周过去后，我决定治疗自己的每一个朋友。我会采用古老的音乐艺术进行治疗。我有一个对我来说具有神圣意义的鼓：那是一个非洲的金杯鼓，来自科特迪瓦。它是用一棵老树上的硬木做成的鼓。当我击鼓时，鼓会对我唱歌。教我击鼓的老师总是对我们说，表演时，我们是为了治疗人们而表演，我自己看到，也感受到了。敲鼓或者演奏其他乐器参与治疗，这是非洲的一个传统。他们知道这种形式的音乐能起到治疗作用，他们用这种形式让祖先的灵魂参与进来，互相沟通，感谢造物主与宇宙。这种治疗方法的历史已长达几千年，至今仍在沿用。

　　我使用的艺术形式是已经有 400～700 年历史的传统复合节奏音乐。我会敲着自己的金杯鼓演奏一段传统乐曲，以此治疗朋友；如有可能，也会让其他一两名鼓手协助我。我们时常联系彼此，希望能聚在一起。我给一些老同学打电话，和他们说起我的想法，并且得到了我在击鼓课堂上两个关系密切的朋友的支持。我们一致同意不排练，就是按照击鼓老师教给我们的方式去表演。

　　我走进教室旁边的一间房子，我准备在那里表演，我发现面前有七个鼓手。我的另两个朋友也来帮忙了，他们还带来了其他鼓手——这些人都是跟着我的击鼓老师学习的学生。我发自内心地感谢他们；我们互相拥抱，知道即将迎来特别的时刻。随后，我们选了我们知道的最为合适的乐曲。我们要做的，就是老师一直以来所说的：在神圣空间里，为特殊目标，使用敲鼓的天赋去表演，去治疗。

我们走进教室，在其他人面前排成半圆形，我一一介绍了鼓手，说出了我们的意图。我们是在为参与其中的每个人的健康而表演。我们关上灯，只让微弱的日光照亮房间。我们开始演奏一段名叫《积极》的古老乐曲。《积极》是一首激烈而复杂的乐曲，演奏的速度、音高和节奏都会随着自然界的高低起伏而发生改变。大海、雨、风暴和土地都是乐曲的主要元素。鼓手们表演时，我会观察朋友的移动和姿势。让充满活力的房间变得更加温暖，而房间内的整体情绪被调动得更加高昂。一些人开始随着节奏而移动，一些人开始跳舞。乐曲演奏进行到最为激烈、最有活力的那一部分时，我们可以感受到房间里的巨大能量，我不得不加快敲鼓的速度，节奏更为激烈。我挚爱的金杯鼓也就是在那时奏响了最后一个治疗之音；当我的手穿过疲惫不堪的鼓面时，金杯鼓被撕裂了。

我同时感受到了悲伤、解脱和理解。我再也找不出更完美的时刻，去真正做出改变，把治疗的能量传递给那么多人。结合在一起的那么多能量和爱，深深地打动了我。当我们的表演接近尾声时，我仿佛被击中了。我抬头去看，意识到在这个房间里，在这个神圣空间里有 30 个治疗师，在演奏古老的音乐，在自由地跳舞。我们做到了我们想做的一切。

德郎佐复活了我们在前面章节提到的"沸腾的能量"。每一个参与到舞蹈和音乐中的人，无论是表演者还是观看者，均接触到了一种古老的治疗形式，帮助彼此连接到治疗力的源泉。这就是音乐的神奇力量，你的想法、信念，甚至内心都会被重新排列，身体得到治疗。

德郎佐的故事告诉我们：

▷ 他的目标是治疗整个班级，这是一个充满勇气的宏大目标；

▷ 他理解音乐的治疗力，将其用在神圣空间去治疗他人；

▷ 他带来了一个团队协助自己，强化了治疗效果；

▷ 这个团队将音乐变为仪式；

▷ 音乐改变了环境；

▷ 人们开始跳舞，解放了自己的治疗能量；

▷ 他治疗了每一个人，将每一个人都转变为治疗师。

艺术治疗师档案：

大卫·威尔考克斯（David Wilcos）——演奏"治疗之歌"

"音乐在我面前延伸开来的样子，就像汽车的前灯照进黑暗里一样。"音乐家大卫·威尔考克斯表示，"这完全超越了我的所在，但展示了我将前往的未来。我曾经认为我的目标是追赶，但现在，我对音乐总是在前方激励我而心怀感激。"

作为表演者和故事讲述者，大卫拥有无人可比的能力。靠一把吉他、几首歌，和发掘快乐、悲伤以及这两种感情之间的人类感情的无畏能力，加上机智的冷幽默，他总能牢牢吸引他人的注意。他先让其他人讲出他们的故事。他会说："告诉我你的想法，讲述一个事件，告诉我你的感受。"然后他会弹起吉他，像个先知一样，为对方的灵魂唱出一首治疗之歌。他拥有不可思议的直觉。他能触摸到人们内心的细微感觉，然后放大直至其如狂潮般汹涌而来，最终将其转变为一首具有强大治疗力的歌曲。他是名音乐治疗师，是一个才华横溢的音乐家，拥有创作超越文字的、真诚的、强大的、具备交流作用的乐曲的能力。

我喜欢在完美的时间听完美的歌曲，仿佛那首歌就是在描述我的人生。这些年里，我创作了上百首歌，它们都是可以用作治疗我的心灵的音乐药物。但我最喜欢唱的歌，还是能治疗其他人的歌。所以我按主题列出了一些歌，这些歌就像医生开出的药。

提出一些温和的试探性问题，希望以此掌握参与者的活力并推测他们的情绪现状后，威尔考克斯会表演他所说的"音乐药物"，也就是一首个人化的、充满诗意的治疗之歌，他能以一种强大而深刻的方式直击对方的内心。他的"处方诗"即便不能让对方感动得流泪，通常也能让人们露出认可的微笑，而这表明音乐中充满和谐的疗法与接受者产生了深层次的共鸣。

本阶段实践

我们可能会因为电视剧和录制音乐传出的声音而分心。我们需要重新聆听自然之声，并且找回自己身体的韵律。

音乐治疗师艾迪·哈特肖恩（Edie Hartshorne）使用藏钵进行治疗。她讲述了以下倾听自然之声并得到治疗的故事。

我喜欢无声或者是雾的声音。雾的声音中有一种品质，可以将你包裹起来。儿子离世三年后，我来到一片雨林的浓雾中，我感受到了无与伦比的紧张感。我特别热。我听到了一个声音，我感受到了他在我身边的存在。在浓雾中我听到："你难道没有注意到我一直在这里吗？我永远和你在一起。"

艾迪说，就是在一瞬间，她得到了治疗。而以下意象导引的目标，就是激活你对自然之声的体验。

意象导引：用自然之声治疗

想象自己身处一个美丽的地方。首先，聆听风吹过树叶的声音，再听一只鹰从森林上空飞过时的叫声。想象自己坐在小河边，看着鸟儿飞过，聆听瀑布的声音。倾听小溪中的水流流入大海时撞击石头产生的声音，倾听海浪潮起潮落的自然韵律，倾听青草随风摆动的声音，感受自己体内的自然之声。聆听气流、水流、土地和火苗的声音。留心那些围绕在我们身边的一切元素，去听它们的声音。

当眼前出现图像时，继续倾听自然世界的声音。在自己的想象中寻找一个可以只去聆听的空间，感受地球的音乐。当你开始听到这些声音时，感受它们深入自己的每一个细胞。这些声音的震动进入了你的身体，你可以体会声音与体内的元素产生共振的感觉。体验进入这一层次时，声音治疗便已开始。能量在你的体内震动，转变为能够改变并治疗你的模式。仅仅只是身在这种声音之中，你就能抚慰、重设自己的身体，并且与自己深度融合在一起。这些自然之声是大地的音乐，大地在为你唱歌。大地的声音便是治疗的音乐。

听取地球的韵律时，地球的声音正在进入你的身体，正在对你进行治疗。当这个声音转变为风暴之声时，你要聆听其中微妙的变化。大地唱出了一记惊雷，风越来越大了，随后又轻柔地归于平静。地球创造了无限的音乐之声，她总是在歌唱。地球会用她的声音治疗你，地球的声音与你的心跳和呼吸融为一体；你要将地球之歌当作自己的歌去聆听，让地球为你歌唱。倾听，那首歌就是她对你的爱之声。

在这一刻，想象自己身处地球之歌中。从出生到死亡，大地的声音始终与你共振。她的声音是无穷无尽的。走进呼吸之下的声音，进入两次心跳之间的停顿空间。这是你的身体的自然声音。当你倾听自己身体的声音以及地球的声音时，你就创造出了一种完美的平衡，与声音合为一体。你可以感受声音和韵律在身体内流动的感觉，在聆听时感受这些声音在体内达到的完美和谐。让声音环绕你，拥抱你。

医用艺术品：从意象导引中创作音乐

很多人害怕音乐，自以为必须成为优秀的音乐家才能去演奏音乐，尤其是在众人面前演奏。在我们的课堂上，很多学生迈过了这个由心中的批评者设置的障碍，第一次在其他人面前演奏了音乐，或者唱了歌、跳了舞。对他们来说，这意味着巨大的成长，也是改变人生的经历。

创作这个医用艺术品，你需要进行一些和音乐有关的活动，以此进行治疗。你可以带着明确的治疗目的去演奏或听音乐，也可以唱歌或表演。你的创意既可以来自意象导引，也可以来自其他地方。选择一个乐器——既可以是你用过的，也可以是新的，更可以是非常简单的东西，比如，儿童木琴、鼓、竖琴。大脑里想到什么就演奏什么，学习一首自己能够用心演奏、发自心底的乐曲。你甚至可以只唱一个音符，进行吟诵或者哼一声。你可以敲藏钵，可以敲鼓，也可以冥想。以下是将音乐融入治疗自己、爱人、朋友和同事，甚至整个世界的艺术治疗之旅的一些窍门。

在 YouTube、mp3、云盘、Spotify 等平台上寻找歌曲、赞美诗或者鼓乐，制作一个能够治疗自己的专辑。这是完全私人化的选择，只为你自己而准备。

你可以为以下目的选择音乐：

- 放松；
- 兴奋；
- 跳舞；
- 自由；
- 深度治疗；
- 冥想；
- 手术前准备；
- 在医疗过程中使用；
- 活跃工作场所和家的气氛；
- 为一个大型空间，比如喷泉选择音乐或声音；
- 为睡觉的婴儿制造白噪音。

我们还可以选择以下方式继续进行音乐治疗。

鼓声

鼓点声与古代人类的经历有着深度的共鸣。我们听到并能建立联系的第一个声音，就是非常原生态的鼓点声：也就是我们还在子宫里时听到的母亲的心跳声。在印第安人的语言中，鼓对应的词是"ad-we-gan"，意思就是"心跳"。没有鼓声，仪式便不可能进行，甚至会让人感到虚无。鼓声是一种载体，能让参与者更加深入潜意识领域。

　　鼓声在人类历史上一直被用来制造催眠状态，这是一种能够打开心灵和精神的生理机能。这是一种非常优秀的媒介，可以将你代入更深层的意识状态。你的心灵和身体可以进入声音与韵律的震动领域；鼓点的节奏可以平衡人们的脑波，让人们进入冥想状态，让一个人的脑波从狂热、过于活跃的状态转变为更为平静、更加自律的状态。例如，有研究显示，鼓声可以将脑波模式由高频的 β 波（有时狂热的专注与行动模式）转为低频的、处于意识和无意识边缘的 α 波和 θ 波（也就是冥想、治疗、催眠、愉悦和快乐的模式）。脑波频谱中最低频的 δ 波是我们在睡觉时产生的脑波。也就是说，音乐本身可以改变我们的生理状态，让我们从左脑的精神集中转入右脑的幻想。音乐，尤其是鼓声，可以让你进入想象的心理状态，从而进行意象导引，让你看到精神向导、灵兽、祖先，等等。这就是印第安人的庆祝仪式中总会出现鼓声的原因。

吟诵

　　和鼓声一样，吟诵可以显著地改变身体的生理状态。从身体内核中释放一个音调就能让你感到放松，可以降低血压并促进治疗。这种方法在瑜伽中很常见。通过吟诵，人们可以感受意识状态的变化，感受因为血清素和多巴胺释放而带来的自然高潮，人们会因此产生极乐的狂喜感。

　　赞美诗和宗教音乐同样能让人们进入祈祷的生理状态。祈祷、艺术和治疗均来自同一源泉，所以当音乐将我们的意识状态变为祈祷时，音乐也能改变我们的生理状态。各种文化的赞美诗和宗教音乐通常都受听众想象力的启发，音乐家作曲时收到了来自更深层的意识的指导，并且音乐家本人也会进行冥想和祈祷。

　　如今，这些古老的音乐形式越来越能被主流群体接受，也越来越多地在音乐和艺术治疗项目中得到应用。

藏钵

　　藏钵也被称为颂钵，是一种存在时间已长达几百年的古老工具，可用来制造对心灵和身体产生影响的震动。就像一片树叶掉进一池静水产生的轻微涟漪那样，颂钵可用于转变或移动能被个人、团体和周围空间及环境感知到的震动式能量。钵的声音能够制造一种暂停、一个过渡和一个中心点。

钵发出的声音就像和弦，还带有能将脑波从 β 段变为 θ 段的弦外之音；进入 θ 段，深层次的想象、精神幻想和梦想就能从深层的自我中浮现出来。这就是很多人进行身体治疗时使用藏钵的原因。仅仅感受颂钵的声音，就能让一个人从精神集中、致力于问题解决的高度警醒状态，转变为接纳想象进行治疗的状态。这种巨大的生理改变与高级冥想或瑜伽的效果类似。

简的故事：用音乐治疗

简·沃特森是世界护理科学及艺术治疗的领衔人物之一。几年前，一个孩子用刀刺中了她的眼睛。为了挽救受伤的眼睛，她被束缚在床上，头完全不能移动。丈夫对她的照料无微不至；他把自己奉献给了她，帮助她挽救眼睛。可在接受了几个月的护理后，她还是失去了那只眼睛。在那之后，简的丈夫自杀，她也陷入了人生的一段黑暗期。

在那段时间里，她开始冥想。有一天，在内耳中，她听到了她这辈子听过的最优美的歌。当她每天进行冥想时，这首歌都会出现变化，都会变得越来越强、越来越优美。有一天简突然意识到，那不是一般的歌曲，而是赞美诗。那是更深层的意识发送给她用来治疗的音乐。

随着不断练习，简开始痴迷于每天听到的赞美诗。她找到了一个音乐家，两个人合作后，歌唱、演奏并记录下了乐曲；正是这些乐曲治疗了她，并且将她带出意外事故与亲人去世造成的黑暗处境，为她带来了光明。她制作了一张 CD，把自己的乐曲当作治疗手段与他人分享。简不是音乐家，但音乐治疗了她。

简的故事告诉我们：

> ▷ 进入黑暗是治疗流程的开端；
>
> ▷ 用内耳去聆听，会听到神圣的音乐；
>
> ▷ 集中注意力并且表达敬意可以起到强化作用；
>
> ▷ 简不怕自己不是音乐家，没有倾听心中批评者的声音；
>
> ▷ 她投入精力寻找音乐家，并且录制了 CD；
>
> ▷ 在音乐的帮助下，简离开黑暗前往了别处，艺术创造成为她的转折点与超越点。

音乐与社区

从远古到现代，音乐家们利用节奏、歌曲和声响，不仅提供了娱乐，同时也促进了群体的形成。出现让某个群体感到熟悉的音乐时，人们会对音乐产生强烈的反应。我们可以用多种方式见证并体验上述现象，比如，一支足球队的球迷共同为主队呼喊加油，摇滚演唱会的观众与歌星合唱，在教堂里唱圣歌，或者节日时一起唱赞美诗。音乐是创造艺术治疗团体的优秀载体。它能够创造震动性共鸣，以一种强有力的方式将人们团结在一起。当音乐被用作治疗仪式的一部分时，音乐就可以将人们和他们的意识连接在一起。治疗力量可以在社区中分享，也可以专门为另一个人或特定的理由而生。

在这一周里，如果你拥有艺术治疗团队，那么就去了解其中谁是音乐家。如果是独自一人，那么就为自己演奏音乐。选择一种乐器去弹奏；一边听音乐一边唱歌；写下自己的歌，使用任何器物去演奏。唱出自己知道的歌曲，比如，民谣、摇滚乐、印第安人的治疗之歌，等等。在这个实践中，想象德郎佐与你在一起，想象他在敲鼓、大笑、对你说你多优秀。他就像是你在艺术治疗课堂中的同学。

艺术治疗师档案：
泰瑞丝·施罗德-谢克尔（Therese Shroeder-Sheker）——生命终点的音乐

音乐的另一个重要而优美的用处，是推动生命走到终点时的平和过渡。这是一个新兴领域，音乐家们致力于创造出治疗环境，为遭受痛苦的身体提供平静的感受与释放的途径。

泰瑞丝·施罗德 - 谢克尔是最早一批在人们临终时弹奏竖琴的艺术家之一。她是蒙大拿州密苏拉音乐临终关怀学院的主任；她协助开创了音乐临终关怀这一新领域，也就是说，音乐家会为生命即将走到终点的人演奏音乐。

将音乐用于临终关怀能够减轻人们身体和精神上的痛苦，创造出支持性环境，帮助人们有意识地走过死亡过程。这是一个无与伦比的资源，却没有得到足够的认可。音乐让听众在顷刻之间进入光亮的震动化身之中。如今，很多临终安养院和医院都设立了临终音乐项目。

清单：用音乐进行治疗

第一步：开启音乐治疗

- 每天都找出时间听音乐。
- 选择自己喜欢的、能与自己产生共鸣的音乐。
- 关闭手机。
- 闭上眼睛去倾听。
- 让音乐把你带往别处。
- 和音乐一起呼吸。
- 与每一个声音接触。
- 回到音乐的欢愉之地。
- 找个地方去唱歌，去发声，去颂唱。
- 感受自然之声。

第二步：治疗的创造性之旅

▷ 有意将音乐用作治疗活动。

▷ 演奏音乐，以此放松。

▷ 聆听拥有治疗力的音乐。

▷ 创造属于自己的音乐资料库，带着音乐参加任何可能造成压力的活动。

▷ 拒绝带有敌意或刺耳的声音。

▷ 带着取得平衡的意图去聆听声音。

▷ 与声音合为一体。

▷ 感受体内的节奏。

▷ 轻哼或颂唱。

▷ 唱歌，或者按照节奏重复词句。

▷ 洗澡时唱歌。

▷ 洗澡时颂唱。

▷ 像孩子一样，快乐且不带评判地演奏乐器。

▷ 学会演奏一种新乐器。

▷ 沿着河流或小溪散步，聆听。

▷ 找到大海、河流或瀑布的音乐，聆听。

▷ 听风和雾的声音。

▷ 听鸟的声音。

▷ 感受身边声音的和谐。

第三步：深化

- 感受身体内升起的力量。
- 让体内的震动性变化在体内移动。
- 重复确认类似"我和我的歌是一体"的信息
- 为自己或爱人唱摇篮曲。
- 倾听敌人的音乐。
- 邀请朋友在音乐的伴奏下为你轻唱。
- 让一个朋友弹吉他，为你唱歌。
- 用找到的东西制造自己的乐器。
- 将重复的声音节奏用作心中的颂唱。

第四步：超越

- 想象自己的精神像歌曲一样翱翔。
- 为自己的骨骼歌唱。
- 用心歌唱。
- 用音乐和歌曲唤醒你的"上帝"。
- 学习颂唱。
- 聆听安静。
- 将自己放入音乐治疗圆环的中心。
- 设置一个用于治疗的鼓乐。
- 倾听大地之声。

▷ 调大自然治疗音乐的音量。

▷ 创建一个由音乐制作人组成的社区。

总结

» 为自然之声而进行意象导引。

» 自己制作一个音乐专辑。

» 你既可以演奏如钢琴一样复杂的乐器，也可以选择简单如儿童木琴一样的乐器。

» 颂唱、发声或使用藏钵，去改变自身生理状态，以此进行治疗。

» 听鼓乐音乐或藏钵音乐的同时进行意象导引。

» 写下乐谱、编曲、唱歌或演奏，再让其他人为你这么做。

第 9 章

用舞蹈与动作进行治疗

> 神圣的舞者，从身体内浮现。打开我们的身体，感受活着的自由。移动、流动，触摸生命运动时的内在优雅与完整。愿神圣的舞者起舞，让身体成为故事，成为神话，变为美好。

古代时，舞蹈动作被用于祈祷与治疗。人们用舞蹈创造心灵之火，并提升及释放能量，就像布须曼人的"沸腾的能量"和其他原住民文化中的舞蹈一样。与此类似，在太极和瑜伽中，我们与环境的关系也能创造出平衡。我们的身体变为冥想和化身。动作创造出了身体与精神的融合。

通过舞蹈与动作，你可以体验优雅、美丽与快乐。这一切的重点是让自己开放、自然与流动。创造出温暖、解放能量。跳舞能刺激你的整个身体。跳舞之所以能起到治疗作用，原因就在于跳舞能释放紧张感，你的身体就会得到治疗。

活动身体能让你的精神彻底渗透于每一个细胞和从头到手指、从躯干到腿与脚趾的每一个身体部位。做动作与舞蹈及呼吸一样，是自然的行为。当我们跳起舞来治疗自己、他人、我们所在的群体时，我们是在用放松身体的方式释放自己的精神。你的体内存在一个自由的精神，一个天生的舞蹈者。用自由和自己的这一部分连接在一起。你心中的治疗师正在活跃。

活动身体是生命的基础、不可或缺的组成部分。当你离开床，在空间和时间中移动时，你可以感受到自己在日常生活中自然起舞。在环境中流畅地活动，如走动和跑动。

当你有意进行一个有意识的活动时，你就与周围的环境建立了联系，还能控制周围的能量。你可以在周围环境的节奏中飘浮与活动。对我们来说，生命之舞就像蝴蝶在花丛中飞舞，或者狮子捕食猎物一样自然。

每一次活动，你都会变成自己心中创造之火的化身。把自己想象成舞者。你的身体里有一个美丽、无拘无束、自由的舞蹈者。在日常的活动中，你可以将舞蹈的优雅体现在自己身体的节奏与运动中。这会为你的人生观带来微妙的改变，你可以带着明确的目的，优雅地驾驭自己与其他一切的联系。你身体中的舞蹈者是能够创造治疗螺旋的艺术家。

熊舞

　　迈克尔每年都会与印第安人一起跳三次熊舞，以治疗他人和群体。熊舞的舞者会穿上熊皮，模仿熊的动作跳舞，还会像熊一样嚎叫及做出抓挠的动作。

　　人们相信，迈克尔参与的这种印第安人的舞蹈，其舞者带有熊灵的治疗力。熊的精神才是真正的治疗师。舞者背负着熊，在跳舞的过程中，人类消失了。熊帮助人们缓解疾病带来的痛苦，帮助人们进行治疗。

　　在熊皮的帮助下，迈克尔也得以和一些患有乳腺癌的女性一起合作。当迈克尔把熊皮披在这些人身上，邀请她们与熊一起跳舞时，她们对迈克尔说，恐惧离开了她们。勇气重新回到她们心中，因为作为熊跳舞时，癌症和熊无法共存。

　　因为具有转变性，这样的艺术具备了治疗力。当艺术治疗师转变为灵兽时，动物的精神就会接管治疗的过程。这就是通过动物转换进行治疗的秘密。做出治疗的并非舞者；做出治疗的是动物的精神和生病的人。在斯坦福大学接受培训的医生、作家、印第安人刘易斯·梅尔-玛德罗纳（Lewis Mehl-Mardrona）在他撰写的《郊狼医学》（*Coyote Medicine*）一书中传神地写道："只有造物主或者病人，才是真正的治疗者。"刘易斯·梅尔-玛德罗纳继续写道："我尊敬的一个阿帕切人曾经对我说，'在康复过程中，70% 的工作由病人完成，20% 由造物主完成，我只做了 10% 的工作，不值一提。'他告诉我，大多数病人为了康复所做的努力，就是坚决地做出了'康复'的决定。"

印第安原住民古老的灵兽舞起到治疗作用的关键在于那个人和灵兽，而不是治疗师这样的人。这样的观点，和对症疗法中对药物和手术在治疗中起到的作用存在明显不同。

通过灵兽的眼睛看世界，披上动物的皮毛，成为自己想象中的灵兽，变身为意象导引中的动物，并且以动物的形态跳舞，这些行动将现代与古代的元素融合在一起。

玛利亚的故事：天堂里的眼泪

我几乎潜意识地把音乐用作自己的治疗剂，你瞧，起效了……从音乐中，我获得了众多快乐，得到了大量治疗。

——埃里克·克拉普顿（Eric Clapton）

音乐家

自由地跳舞、随意地活动身体可以成为深度治疗的跳板。玛利亚是佛罗里达大学的一名学生，她不知道该怎么完成这门课的课题，但她知道自己热爱舞蹈。有一天，她走了出去，开始活动身体。她告诉我们：

我看向窗外。漂亮的花朵正在外面绽放，太阳出来了。这一切太美丽了，所以我决定自由地跳舞，就像花朵一样。我走到室外，播放了我最喜欢的音乐。这时，太阳已经在天空中了；我能看到周围都是漂亮的橡树留下的影子。这太美了。我开始跳舞，体会自身的感受，了解自己的身体到底能活动到什么程度。

接着，我把自己想象成了一名真正的舞者。我的音乐播放器播放了另一首歌，那是埃里克·克拉普顿的《天堂里的眼泪》。突然间，我开始动了。我想起了自己失去的一个孩子。这首歌和身体的移动唤醒了一段记忆。"我在天堂里会认出谁？"我边跳边想。我知道埃里克·克拉普顿在失去一个孩子后写下了这首歌，而在我脑海中出现了失去自己孩子的记忆。在跳舞的过程中，我能感受并认出这个孩子。随着我不停地舞动，我看到了一个小男孩的画面。我看到了他，我在为他跳舞。

悲伤涌上心头。突然间，我跳舞的身体产生了感情。我在悲伤中跳舞，那是一支更有深度的舞蹈。接着，我看到了自己仍然活着的孩子。在活着的孩子之间，我看到了我失去的那个孩子。我看到了他们所有人。我继续跳舞，仍然活着的孩子逐渐消失，我留了下来，和我失去的那个孩子一起跳舞。我和本该成长到那个年龄的他一起跳舞；那时，他本该21岁了。我跳了一支宽恕之舞，一支充满失去与悲伤的舞。随后，那个孩子滑入我最小儿子的身体。在我的想象中，现在我可以用爱最小孩子的方式去爱那个未活下去的孩子。

这个舞蹈非常深刻，并且具有治疗力。在我的记忆中，我从未见过自己失去的那个孩子，也从来没跟他说过话。可现在在舞蹈中，我突然和他共舞。这是一段美好的经历。

再访因娜：用舞蹈治疗我的母亲和我自己

因娜向我们讲述了她如何用舞蹈治疗母亲的故事。

对于我的最后一个医用艺术品项目，我需要使用各种类型的艺术治疗，再把结果展现给某个人。我立刻明白，自己想为妈妈做些什么，帮她应对严重的抑郁症。我的父母不久前分居了。他们仿佛共同生活了一辈子，养育了三个孩子，拥有一栋房子和完整的生活。我们搬过很多次家，一起经历过很多，但分居这件事显然严重得多。我年龄已经足够大，有了自己的生活，但我妈妈深受打击，变得抑郁。我们的家庭被撕裂了——说真的，是被终结了——她变得孤身一人。她不怎么吃饭，觉也很少。每次看到她，她总是给人一种她体内的生命已经死亡的感觉。我那充满关爱、养育了三个女儿的美丽母亲，自己却处在人生的最低谷，这让我心碎。我们全家人都极度担心。在那段时间里，我们每个人都背负着这个巨大的痛苦。看到"治疗项目"这个词的瞬间，我就知道自己会用什么方式帮助她。

我完全不知道这个项目会成为我个人实现转变、与心中的艺术治疗重新统合的窗口。展示自己作品的那一天，我邀请了母亲。

过去从没有人带着家庭成员来过我们的课堂。那是一个极具勇气、充满创意、目的明确而又强大的意图。因娜让母亲坐在地板的一个垫子上。我只能想象她母亲的感受，坐在由不认识的人组成的圆圈中心。她看上去有些担忧，但又出奇地镇定。

因娜播放了一段音乐，开始慢慢地围着母亲跳起舞来。在跳舞的过程中，因娜似乎出现了变化；她变成了一个治疗灵魂，变成了一个天使。她的身体不断变化，像鸟，或者说像治疗"女神"一样俯下身或抬起头。她的身影几乎看不见了，我们都入迷了。突然间，仿佛魔法一般，她的动作变成了纯粹的爱。那不是一个女性或一名舞者，而是来自上天、通过舞蹈涌向因娜母亲的大量的爱。

她的母亲仿佛被点亮了一般，变得越来越大、越来越强大，我们也是如此。我不记得因娜是否亲吻、拥抱了她的母亲，是否对她说爱她；她的爱太伟大了，完全在舞蹈中得到了展现。因娜的舞蹈包围了她的母亲，像一张来自美丽时空中的爱之毯一样包裹住了她。房间中的每个人都得到了这种爱的治疗。

因娜从她的角度讲述了这个故事：

为了项目展示，我选择了一首美丽的歌，为我的母亲跳了一段治疗之舞。在那之前，我从未未经排练就在陌生人前跳过舞，更别提还带着如此厚重的感情和神圣感。那些动作似乎源自我身体里的一个深度空间——那是一个不带评判、有着彻底的接纳、爱和治疗能量的地方。在我跳舞的过程中，我体内的什么东西和整个房间都发生了改变。我知道发生了一些神奇的事，我并非出自自负才说出这样的话。那是一种治疗的存在感，一扇门被打开了。我母亲的巨大痛苦被舞蹈、治疗能量和无条件的爱平稳地托住，房间中发生的一切已远超我这个人和我的舞蹈能力。那是来自别处的力量，它们来自一个充满治疗力的纯粹空间，我只是用动作传递这种能量。我不知道发生了什么。但我知道一切都充满了魔力，而且我知道这一切之所以发生，就是因为我有治疗的意图，并且呈现出了安全和有爱。直到今天，在母亲和我的记忆中，那都是我们人生中最动人的经历之一。

我为母亲跳起治疗之舞的那一天，我身体内的某部分苏醒了。尽管那时我还不知道，但我瞥见了人生的目的和自己的未来。然而，在重返治疗之舞道路的过程中，我仍然面临一些障碍。毕业后，我的人生完全被工作吞噬，我很少跳舞。没过多久，我开始攻读心理学的博士学位，也就是从那时起，我完全不跳舞了。我开始变得幻灭、抑郁，身体也开始生病。我在自己的研究中找不到满足感，我与自己的内核及治疗能力失去了联系。有一天，在一个充满智慧的朋友的帮助下，我达到了一个转折点，决定放弃研究。而这开启了我的人生与我的内核及精神重新相连的过程。那时我还不知道自己将前往何方，但我知道自己必须立刻做两件事：与艺术治疗重新建立联系，并且开始跳舞。

经历这个过程后，我体验到了转变，感受到了灵感和带有治疗力的创造力。那是我第一次与神圣、完全的接纳、不做评判及治疗之爱这样的品质相遇。这些元素对我产生了巨大的影响，帮助我与自己的内核建立起联系。

因娜把舞蹈治疗当作毕生的工作。她现在在佛罗里达大学驻院舞者吉尔·桑克（Jill Sonke）的手下实习，她也是玛丽在佛罗里达大学"医疗保健中的精神生活与创造力"课程的助教。她为帕金森症患者、老年人和医院中的其他人跳舞，以解放这些人心中的舞蹈治疗师。

因娜继续说道：

艺术治疗力课程挖开了我心中的一股清泉。过去我不觉得自己是个有创造力的人，但我发现自己内心存在巨大的创造力的生命之泉，一旦受到邀请，我便开始流动。我知道，每个人的内心深处都有这样一个美丽的源泉。这个源泉安静地在那里，等待被认可。也许忽视的时间越长，一个人就越难与这样的源泉重新建立联系。但我在所有参加了迈克尔课程的人身上都看到了源泉奔涌，如担任玛丽的教学助手时我也看到了这样的景象。人们可能会说自己没有创造力，可随着时间推移，情况会发生改变，这些美丽的创造力会逐渐从过去不曾被了解的地方涌现出来。每次得到邀请、带着治疗意图去创造、去倾听一个人的精神内核的声音时，这个神圣的源泉就会打开。

我将这个工作和实现过程认定为毕生的追求。

在佛罗里达大学艺术医学项目中结束实习后，因娜计划重返老家，为尚未加入艺术治疗项目的医院和诊所带去这一治疗方法。她每天都在跳舞，还计划成立舞蹈治疗工作室，以帮助人们与心中的神圣舞者建立联系。她说："艺术治疗力项目治疗了，并且彻底改变了我的人生。"

因娜的经历告诉我们：

▷　在你的治疗过程中，当你开启艺术治疗流程时，你会知道真正的自己究竟是什么样；

▷　治疗之舞源自我们心中一个极其深邃的地方，那里充满感情与爱；

▷ 一个不带评判的神圣空间有助于你发挥创造力。

艺术治疗师档案：

安娜·哈普林（Anna Halprin）——动物转换与舞蹈

安娜·哈普林是加利福尼亚州马林郡塔马尔帕学院的主管，也是治疗之舞的鼻祖级人物。她教会了很多人用舞蹈去治疗，每年她都会在旧金山市外的山间主办祈祷和平的舞蹈仪式。

在一个美丽的日子，我们坐在她家的露台上。她邀请了一个与自己合作的癌症患者一起跳舞，变身为他的力量之兽。他是个年轻人，看起来很瘦，有点弱不禁风的感觉。他坐在太阳下，进行了一次意象导引。他看到了一只乌龟，那是他的灵兽。他登上了露台，非常缓慢地移动，他抬起脚和胳膊，但再放下时非常缓慢。他在我们的眼前变成了一只乌龟。我们可以看到他的龟壳，看到他承受着重量。他以缓慢的速度环绕露台，随着他与自己沉重的龟壳共同起舞，他变得越来越强大。

他在之后告诉我们，那个舞蹈给他带来了极大的力量，带给了他面对未来艰苦治疗所需的保护和根基。当一个人用灵兽的动作跳起舞时，成为这种动物的身体记忆便从精神

DNA 中解放了出来，它的力量便会显现出来。例如，当一个人像熊一样跳舞时，这个人就会变得强壮起来，变得充满勇气，力量充沛。当与这个年轻人一样的人像乌龟一样跳舞时，他们也会获得保护。

本阶段实践

现在，我们将进行意象导引，以释放并启发你心中的舞者。

意象导引：把自己看作舞者

在放松的过程中，让自己的身体逐渐软化。暂停一下，释放所有"我需要做什么"或者"我需要去哪里"的紧张感或思虑。这时，你只需要坐在椅子上或者躺在地上，感受自身在体内的存在。现在，我们要做一个全身扫描，从你的脚趾开始。在你的内心，感受与自己的脚趾及脚底的连接。感受与地球的连接；感受你用这双脚走过的旅程，感受它们带你去了哪里。允许自己与每一只脚都建立起联系。当你想象自己凭借双脚站在地面上时，想象自己的小腿上出现了螺旋。感受能量从两条小腿中不断向上攀升，越过膝盖，来到你的大腿处。感受与你的脚、膝盖和大腿的联系。你取得了平衡。

　　现在，在内心想象自己的骨盆和躯干。在躺着或坐着时，感受自己身体的力量。从尾骨到脖子，意识到自己的脊椎。感受螺旋式的能量一路向上。现在，想象能量经过躯干，进入你的胳膊、手肘和前臂，直到在每一根手指中都感受到这些能量。如果你感受到活动身体的欲望，那就让身体活动起来。如果能让自己感到舒服，那就灵活地活动身体。

　　现在，想象位于脖子上的能量向上通过你的脸、头、嘴唇、鼻子和眼睛，一路进入你的头顶。在那个瞬间，与身体中和心中的静止点连接在一起，看着能量向上渗入自己的四肢与躯干中。你能感觉到体内的能量动了起来。融入自己的身体，感受身体的每一个具体表现，比如，你的骨骼、肌肉、神经末梢、皮肤——感受自己的全部形式与形状。

　　在这一刻，你的身体就是起点。让自己继续停留在地面，与地球建立联系。感受自己的身体站了起来。使用你的心，而不是真正的身体，让身体开始前所未有的轻柔而缓慢地活动。最初，感受自己的手指开始移动。让手指在内心打开、合上，探索每一次移动的微妙。现在，想象自己的手臂在空间中温柔地活动，围绕着自己的头部做出各种动作。让手臂在身体上横向移动，形成T形；随后再移向自己的大腿。现在，留在内心，开始移动肩膀和脖子。探究用心在身体里移动的感知。

　　现在，轻柔地活动你真正的身体，也就是你的物理实体。缓慢地感受对每一个活动的探索。进行这个活动的时候，尝试闭着眼睛活动身体。让脖子左右活动，让头部前后活动。感受体内柔和的自然流动，向前弯腰，再向两边弯腰。将活动速度降到足够缓慢，感受感官上的联系与每一个活动的自然属性。尽可能慢地活动；让身体以最舒服、最流畅的方式自然活动。只在身体愿意活动时再活动。依旧闭上眼睛，探索自己的身体活动。移动时，想象自己体内有一个中心点，也就是内核，想象自己围绕这个中心点起舞，围绕这个点做出各种活动。开始活动时，你可能会产生僵硬或不舒服的感觉。用一个温柔的动作，集中关注这个区域。去玩闹、试验，让自己的活动围绕向你发出召唤的身体部位震动。邀请这一部分的自己开始活动，找到属于这一部分的节奏。现在，就让自己活动吧。打开自己，接受不同活动的各种可能。

随着你不断活动，把自己想象成一个活动自由的舞者。尽可能地让身体按照心中所想的去活动。在心中，让自己的活动超越所有局限。允许全新可能性出现，把自己看作舞者，自由而奔放。让身体尽可能温柔地变成意象中的样子。在心中的舞者出现后，允许他无所畏惧地活动。像舞者在心中起舞一样与自己的身体共舞。

在意象导引空间中，你的双脚踩在地上。有一种螺旋式的能量正在围绕你的中心轴活动。你的活动与中心轴保持一致，并且实现了平衡。你将自然的能量吸收进身体，以此能量进行活动。这为你带来了深层次的活力。你与各处都建立起了联系，得到了深度扩展。你利用自己的身体，灵活地驾驭通过自己的能量；你是在有意使用这些能量。你与自然建立起了联系，从中心和结合处移动。我们都有能力与胸膛中的太阳达成平衡，我们就像地球一样围绕着它旋转。与这些能量建立联系，控制并使用这些能量。这些来自平衡与脚踏实地。

放松，做几次深呼吸。吸气时让小腹鼓起，呼气时让小腹凹陷。把自己看成是美丽的治疗舞蹈者，看到自己围绕一个生病的人跳舞，看到自己的舞动治疗了他们，看到治疗能量从自己的手、脚和心脏中涌出。跳舞时，看到自己身边的治疗之光。

医用艺术品：用舞蹈展现治疗力

首先，我们会用呼吸进行热身，做好准备。吸气，感受呼吸填充整个胸膛和腹部。现在，让呼吸填充你的手指、腿和脚趾。跳舞仿佛在拆解自己的身体，以解放自己的精神。随着自我放松，你的身体开始移动，这样一来，你的精神才能得到解放，才能起舞。

唤醒内心的舞者，选择自己最喜欢的音乐，然后开始跳舞。开始时，你可能会犹豫不决，不愿意跳舞。你要意识到自己的身体渴望活动，去体验自身存在的轻盈感，并进行内心的治疗。在自己家里、客厅或门廊中开辟一个空间，让自己能够进入这个空间。想象自己在这个空间里移动的样子。让自己感受身体的表达性本质。最初，你可能会尴尬，甚至有陌生感。这是正常现象，没有任何问题。不管是否害怕自己表现出来的样子、是否担心自己身体产生的奇怪的感觉，都要让自己去移动。即便自己无法想象，你也是天生的舞者。

在内心不受限制、自由发散地想象。闭上眼睛，感受闭着眼睛静立的感觉。把手放在头上，温柔而缓慢地舒展身体。感受身体在空间中活动的能量感。感受自己自然活动的优雅，感受自己得到了完整的展现。睁开眼睛。睁开眼睛的时候，让自己用手、整条手臂、手腕和身体两侧去柔和地探索，活动自己的腿。探索自己体内的运动范围究竟有多大。感受活动带来的无与伦比的愉悦。

跳舞不过是用手、手臂、腿进行的一系列姿势动作，以及打开、关闭、站立、弯腰、向下移动、向上移动等动作按顺序的组合。跳舞意味着活动四肢，探索动态的可能范围。你可以先练习一些技术动作，跟着节奏练习，再将音乐和韵律融入进来。邀请自己去感受自身运动的自由感。你的初步策略，是将舞蹈引入自己的家庭环境中，留出时间去跳舞，让舞蹈变成人生的组成部分。用自己的舞蹈去探索自身的环境。跟着自己最爱的音乐去跳舞；去跳舞吧，因为没人看着你。挑战自己，让自己带有娱乐之心。允许自己的身体通过舞蹈形式表达感情。想象一个场景，用舞蹈的形式表达出来。让自己活动，舞蹈会在你无意识的状态下展现出来。

不要担心自己能否理解事情的变化，舞蹈本身就是一种发现。如果一个舞蹈激烈或有难度，那就进入这种感觉，在自己的身体中表达这种感觉。你不需要对正在呈现、正在转变的现象做出定义或者理解。舞蹈的焦点在于再现一个时间带给你的感受，或者编造新的感受。在你成为舞蹈者后，让这个舞者带你移动。

首先，每天你都需要留出 20 ~ 30 分钟时间用来跳舞。要让自己的舞蹈逐渐成形。每次跳舞后，都欣赏自己的身体，欣赏自己所能做出的活动。把自己的舞蹈看作治疗体验去欣赏。

跳舞是一件带有强烈个人属性的事情。舞蹈的目的是让你体验自己身体的美丽之处。让这段舞蹈带你走进心中宽广而深邃的现实。让这段舞蹈带你走进记忆和感受，允许你心中的舞者进入身体所能记住的更深处。

跳舞能为你创造完整的感觉。我们邀请你去跳舞，去感受与自己生命的深度联系。开始时，你可能会产生分离感。进入那个空间，让自己的身体和舞者融合在一起。不要指责自己做出的任何姿势；带着开放包容的心态继续下去。最初，你可以非常缓慢地活动，跟随自己的感觉。你的情感会引领肉体用全新的方式活动。每次活动时，都关注活动本身。意象导引在这里能起到帮助作用。当意象演变为一种情感状态时，去探索。你的身体与你的生命内核存在节奏性的连接，这样的连接就是心跳、呼吸，还拥有自然而精致的排列顺序。

开始探索你对自身节奏的意识。你可以表达自己的感知与意识。探索、了解活动内涵的扩充，可以引发你对自由的表达。给自己自由，去一遍又一遍地体验未知。搭配可以与自身节奏产生共鸣的音乐有可能降低相应的难度。我们的目标是用节奏性的艺术去全面表达你的完整。体验狂喜与悲伤。你的舞蹈是自身和谐、旋律和节奏的化身；你的身体、思想和精神作为一个整体得到了表达。在这样的一致中，极乐状态与治疗便会发生。

以下三支基础舞蹈，都是我们在艺术治疗小组中常使用的练习，其中两支需要与搭档合作进行。舞蹈通常需要和另一个人一起表演；而用舞蹈跳出其他人的故事，对双方都能产生深度治疗的效果。如果想进行这些练习，那么就先找到一个搭档。这个人可以是你的朋友、伴侣，也可以是一起参加艺术治疗力课程的某个人。如果没有合作的搭档，你可以独自一人去跳第三支舞蹈。

第一支医用艺术舞蹈：变成一棵树去跳舞，跳出自己的灵兽的样子

　　很多舞蹈治疗师都会用这个练习，作为第一个练习。你可以单人完成这个练习，流程非常简单。在你的内心，看到一棵树——一棵神秘的树，一棵古老而神圣的树。现在，变成那棵树。靠深入地下的根部站起来，树枝悬在空中，树叶被微风吹拂。当树移动时，你也移动。感受那棵树，跟随自己的感觉去移动。这个练习很简单，而且非常有趣。继续，像树一样跳舞。

　　现在，想象一个动物。假如自己拥有灵兽，那就召唤出来。如果没有，你在大脑中想到什么，先不要做评判审查，而是按照那个动物的样子跳舞。邀请那个动物降临在你身上，进入你的身体。披上皮毛，戴上爪子、鸟嘴，或者增加你想象中的动物具有的任何特征。用舞蹈跳出这个动物的形态，让这个动物跳出你的样子。像你的动物一样去活动，让你的动物去激发你活动。发出动物的声音。移动、站立、飞翔、游泳、攀爬。让这个动物进入你的身体，成为这个动物。用动物的眼睛看世界，像它们一样行动。

　　你既可以在一个广大的空间中，也可以在一个狭小的空间里进行这个练习。你可以把这当作一个仪式，治疗其他人。进行这个简单的练习时，你的身边可以有良友相伴。你的精神 DNA 会记住动物的动作，还会换上动物的态度。所

以说，如果你跳起熊之舞，你就会拥有勇气、力量和权力。
印第安人相信，当你背负一个动物时，你就接过了它的力
量，它的精神就会前来对你进行治疗。所以，现在就去跳你
的动物之舞吧。

第二支医用艺术舞蹈：闭上眼睛，在引导下跳舞

这个练习需要和搭档一起进行。和搭档轮流引导对方去
移动、走动或者跳舞。有些人觉得引导他人更轻松，有些人
则偏爱被人引导。你的第一个练习，是被人引导 5 分钟。在
搭档引导的同时，闭上自己的眼睛。这个练习是在没有音乐
的状态下进行的。让搭档去活动，这样才能体会被人引导的
感觉。搭档会尊重你的局限，创造出一种流动状态，帮助你
探索自己完整的能量。你与搭档连接在了一起。在被引导的
过程中，你要服从与信任，要相信自己是安全的。把注意力
集中在自己的身体内，在被引导的过程中，温柔地在空间中
活动。眼睛保持闭上的状态；让自己享受快乐，让自己变得
轻盈。你可能会产生笨拙的感觉，或者觉得练习的时间过
长，可这正是体验的一部分。超越自身的抗拒心理，留在自
己体内。向内集中精神，感受自己的手掌与手臂；了解自己
在空间和时间中活动的感觉，放弃控制权。

现在，角色调换。你变成了引导者。引领搭档移动，带
领他们跳舞。进行深度探索，上下活动，伸展四肢，尝试各

种动作，热起身来。你可以用手拉住搭档，温柔地引导他们，小心地跳一支舞。活动时要牵着手，跳出一段流畅而富有节奏的舞蹈。将自己内心的节奏与搭档的节奏连接在一起。这是一个美丽、有趣、有深度、有力量的练习。通过这个练习，你可以了解信任、联系、服从、引导、关心与触摸这些内容。你创造出了超越文字的、深邃而有魔力的关系，这让你为下一个练习做好了准备。

第三支医用艺术舞蹈：讲述一个疾病的故事，倾听，以舞蹈治疗师的身份将这个故事用舞蹈跳出来

你既可以和前一个练习中的搭档一起完成这个练习，也可以独自进行。在这个强大的练习中，你需要分享一个亲身经历过的疾病的故事，或者分享一个自己想去治疗的故事。回想一段记忆，在身体中重温这段记忆。你在想什么？发生了什么？你有什么感受？根据自己的物理记忆，而不只是心中所想去讲述故事。如果让自己觉得不舒服，你不需要分享一个严重的疾病或者个人隐私性很强的故事。你可以讲一个非常简单的故事。

如果和搭档一起进行这个练习，在你分享这个故事时，让对方在3分钟时间里只听，不要说话。随后暂停，吸气、呼气。把自己摆在中心，安静地休息、静坐，承载自己的故事。

　　现在，倾听者会把你的故事当作治疗之舞跳出来。倾听者变为舞者，将你的故事跳成了舞蹈。在 3 分钟时间里，舞者会创作任何让他们感到真实的动作。你的故事得到了分享，并且以治疗之舞的形式反馈于你。让这个故事有起承转合，有一个结尾。结束时，舞者会坐下来。

　　现在，角色互换。搭档讲述一段他们生病的经历，或者他们想要治疗的经历。他们把自身经历告诉你，把发生的现实告诉你。你只需要安静地倾听，承托他们的故事。现在，你要用舞蹈把搭档的故事反馈给他们。

　　你可以独自一人进行这个练习，为自己跳出你的故事的舞蹈。你可以跳出其他人、家庭成员、同事或者一个缺席的人的故事。这个练习是你作为舞蹈治疗师用舞蹈展现一个故事的一次经历。这种经历与众不同；当你跳出其他人的故事时，你治疗的是其他人，当你跳出自己的故事时，你治疗的就是自己。两种情况下你都是舞蹈治疗师，都在利用跳舞去治疗。

　　这是一个非常强大的练习。通过移动自己的身体、倾听并利用自己的身体，作为治疗师的你便对故事进行了重现，用舞蹈做出了治疗。这样的经历具有强大的力量，并且极为真实，可以让你超越在更为全面地使用身体时出现的阻力。这个练习可以让你了解成为舞蹈治疗师的感受。要保证自己和搭档分享经历，分享彼此的舞蹈对对方具有什么意义。

医用艺术品：将这些经历写在日记中

写下成为动物跳舞后有什么感觉；写下闭上眼睛、被人引导是什么感觉；还有成为舞蹈治疗师的感觉，以及用舞蹈跳出别人的故事、治疗他们的感觉。

清单：用舞蹈进行治疗

第一步：走上舞蹈治疗之路

▷ 寻找一个可以成为舞池的空间，让自己可以自由地移动。

▷ 每天都伸展肢体，进行热身。

▷ 与身体内的能量建立联系。

▷ 让身体自发地活动，跟随这样的活动。

▷ 选择自己喜欢或者愿意随之活动身体的音乐。

▷ 让生命的节奏成为自己的音乐。

▷ 将自己常见的动作转变为神圣的舞蹈。

▷ 带着舞者的优雅排练自己的人生。

▷ 开始跳舞，探索纯粹的身体活动。

▷ 让神圣的舞者进入你的身体。

第二步：创意舞蹈者的治疗之旅

▷ 将每一个动作都视作精心选择、有意识进行的。

▷ 有意识地以美丽而优雅的方式活动。

▷ 把感情用动作表现出来。

▷ 利用自己的呼吸创造潮起潮落。

▷ 用围巾移动空气、制造流动，或者模仿水流。

▷ 通过舞蹈接触心中的那个自己。

▷ 进入感情与移动融合在一起的地方。

▷ 如果感到自然，那就在舞蹈过程中融入声音。

▷ 不要带有评判态度，忽视批评或期望。

▷ 与生命力融合在一起。

▷ 随着敌人的音乐跳舞。

▷ 和朋友、敌人一起在同一个社区跳舞。

第三步：深化自己的舞蹈过程

▷ 在自己一天的动态活动中跳舞。

▷ 画出图像，再用舞蹈的形式表现出来。

▷ 跳出符号。

▷ 跳出一个动物的样子。

▷ 像一棵树一样去跳舞。

▷ 用舞蹈表达一个图像或一种感觉。

▷ 进入明确的空间。

▷ 深入自己的身体。

▷ 如果和其他人一起跳舞，那么就先进行大量接触；

不要害怕适当的接触。

▸ 跳出一个人的生命之舞，以此治疗他们。

▸ 在舞蹈中使用意象导引。

▸ 用跳舞的方式与自己的灵魂连接在一起。

第四步：用舞蹈去超越

▸ 想象自己的精神与身体合二为一。

▸ 感受自己变为纯粹光亮之舞。

▸ 允许自己更深地落入舞蹈螺旋的中心。

▸ 允许自己在移动中跳出人生经历。

▸ 接收来自自然的能量。

▸ 与星星上的舞者连接在一起。

▸ 尊重舞蹈的神秘性。

▸ 为自己的舞蹈创造一个神圣的见证者圆环。

总结

» 进行意象导引，把自己看作舞者。

» 变成灵兽或者一棵树去跳舞。

» 闭着眼睛，和另一个人一起跳舞。

» 跳出自己或其他人的生命之舞，以此治疗。

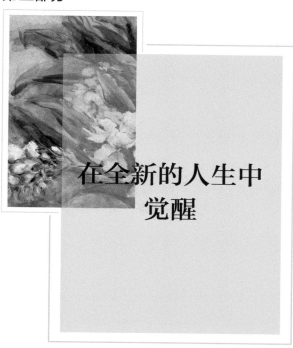

第三部分

在全新的人生中
觉醒

本书的这一部分，重点在于寻找自己的本质，解决可能需要治疗的深层问题。艺术治疗法对所有精神和情绪治疗均有效果；但是寻找人生的意义以及与死亡和平共处，却是我们的课程，以及最终医用艺术品项目中非常常见的主题。解决这些问题是治疗一个完整的人的关键，所以我们会各用一周的时间分别处理相应主题。在第三部分，读者们会了解到全新的仪式，可以将不同媒体结合在一起用作治疗。这会让艺术治疗的效果变得更加显著。在最后一周，我们会以最终医用艺术品及一个毕业典礼结束我们的共处时光。

第 10 章

寻找你的本质

> 我们的本质找到了；问题只在于我们是否能看见摆在我们眼前的本质，并且知道其真相——现在便是分享的时间。

我们指导读者进行艺术治疗的目的之一，就是帮助大家找到自己的本质、找到真实的自我和属于你的天赋。我们希望，这个充满创造力的过程能够真正启发你去感受和体验自我。我们在本周会利用这样的智慧、洞察力以及你心中的见证者去形成一种深层的意识与感知，让你知道真正的自我，了解自己为什么会出现在这里。我们每个人天生都拥有一种天赋。这些天赋通常迷失于我们的人生故事之中，它们隐藏于发生在我们童年及成年时的痛苦经历中。艺术治疗的目标，就是寻找属于你自己的天赋，将其变为你的新生命。

本阶段实践

首先，我们需要进行一次意象导引，走进自己的内心，发掘一个更为清晰的自我本质。

意象导引：寻找本我

放松，集中精神。找到一个舒服的位置，安置好自己的身体。深呼吸，将气吸入心脏周围的地方。感觉自己放松，让身体部位中保留的紧张感逐渐消散。随着思绪涌入大脑，你只需要关注它们，让它们像天空中的云朵一样自由流动。

将精神集中于宽广与脚踏实地的感受上。允许自己在这时、在这里拥有这样的感受。在这一刻，你恰好就在自己应当出现的地方。现在，在内心，看到你走进自己的身体，看到你走进自己的生命，看到自己在做事情、拥有物质。观察你在自己的生命中的样子。你只需要见证自己。

有一部分你，每天都会在身体里观察自己如何生活。这个心中的见证者就是你的本质。感受做真实的自己究竟是什么感觉，什么也不做，什么也没有，只是存在于当下。让自己感受存在于这个广大的空间并拥有彻底自由的感觉。在这一瞬间休息，与自己的本质在一起，看到真实的自己。

想象自己坐在一群爱你、支持你治疗工作的朋友所围成的圆环中。这个神圣、充满关爱的圆环可以位于大自然中你喜欢的任何地方，也可以位于你现在生活的地方，或者是一间会议室或教室等任何你愿意去的地方。想象其他艺术治疗师以打坐的姿势坐在你的面前，头发上插着花朵，看着你的眼睛微笑，向你提出了三个问题。

"你的本质是什么？"

▷ 解放自己的想象力去寻找答案。

▷ 也许你会听到一个词，或者看到自己在某处进行着活动。你可能看到一片景色，感受到一个有着存在的空间。也许你能看到色彩，或者体验到感觉。在这个答案中放松下来，保持耐心。

▷ 回到自我本质的经历中。记住，这里的答案没有对错之分，只有属于你、适合你的答案。

"你人生中有什么阻止了你探索自我的本质？"

▷ 让答案自然而然地出现。你的障碍是什么？什么在妨碍你？你有哪些恐惧？是什么阻止你前进？

▷ 回到自我本质的空间。

▷ 既然已经体验了真实的自我，也了解到存在什么障碍，你又该如何跨越这些障碍？

"你在人生中需要什么才能跨越障碍，停留并生活于自我之中？"

▷ 让这种状态保持一段时间。深呼吸，把精力集中在

心脏周围。让自己接触地面，感受椅子和地面。让
自己在自我本质的空间中有所表现。

▷ 因为与自我智慧的深度连接而向自己表达感激。感
受自己与地球连接在一起。现在，把你看作你的本
质，无拘无束，自由地行动。

在你做好回到现实的准备后，睁开眼睛，思考被问及的
问题和自己看到的事物。反思上述三个问题的答案时，思考
自己人生的过去八周。过去两个月，你已经走上了艺术治疗
之路，创作了视觉艺术品、诗歌、舞蹈和音乐。你也一直在
写日记，在思考如何创作最终医用艺术品，以及如何应对生
活中那些迫切需要治疗的部分。你的经历以及截至目前的工
作，都捕捉到了你的本质。看看你的日记，看看你创作的艺
术品，你一直以来做了些什么？从自己的创意工作中，你能
收集到哪些与自己本质有关的信息？

医用艺术品：寻找本我

接下来，我们会从自己的本质、遇到的障碍和治疗过程
出发进行艺术创作。把各种艺术创作补给品、彩色铅笔和拼
贴材料摆在面前。在接下来 1 小时的创作时间里，我们会进
行艺术创作，回答上面的三个问题。不要担心自己会做什
么，享受快乐，去创作艺术就可以了。

你可以用上意象导引中出现的景象。如果在意象导引中

看到全然不同的东西，那么就太完美了。享受你正在进行的
艺术表达与创造。记住，和所有医用艺术品一样，这里不存
在"正确"或者特别的创作方式。我们进行意象导引，是为
了更深入内心，与你的内在本质建立联系。你完全可以按照
自己的想法创作这个医用艺术品；你甚至可以按顺序在不同
日期分别回答那三个问题。

　　打开你的日记。如果纸张不够大，可以找一张大纸，或
者多用几页。怎么做都可以。

　　1. 你的本质是什么？就像在我们的课堂上那样，画上大
约 30 分钟，或者想画多长时间就画多长时间。你可以先写
下一两个字，再开始艺术创作。想做什么，就做什么。这里
没有对错。

　　2. 阻碍你的是什么？画下自己想到的一切，想画多久就画
多久。再强调一次，你完全可以选择按照自己熟悉的方式画画。

　　3. 你需要做什么才能得到治疗？什么样的艺术修行才能
唤醒你深藏于内心的本质？画画或者写作，无论需要多少时
间，找到答案为止。

　　用医用艺术品回答完三个问题后，在日记里写下自己的
全部经历。反思这个过程，反思真正的自己究竟什么样。在
寻找自我、遇到的障碍和解决方案的过程中，记录人生中发
生的事。

* * *

你要进行的下一步，是在你的艺术治疗社区中分享你对自己、自己的爱人、同事、所在群体以及世界的了解。分享你的画、雕塑、文字、想法、感受以及对他人的爱。

现在你能做什么，去改变并活出自己的本质？你可以继续创作最终医用艺术品并做出改变，可以写一本书，可以攻读一个新学位，或者找一份新工作，或者开设一个播客，或者成立一间艺术治疗俱乐部，甚至启程去旅行。这些只是人们在找到自我本质后采取的一些行动的例子。接下来，通过萨曼莎的艺术治疗故事，我们会继续讨论这个话题。

萨曼莎的故事：寻找她的本质

萨曼莎继续留在大学期间，她在学术上取得的成功越来越多，但艺术治疗却被放在了次要位置。她的本我因工作、学业而黯然失色，因此导致她遇到了许多困难。她的本质希望她成为艺术治疗师；她遇到的障碍是工作和职业生涯；而她的治疗方法，就是重新找回自己的本质。她向我们讲述了绘画如何帮助她再次找到她的本质的。

在街上画画帮助我说出了其他人可以看到的、有关我的真相。我有了一个可以表达自己对一个体系不满的空间，那个体系不支持我去表达、逼迫我服从某种特定的行为方式。我开始把自己的画作看作一种治疗力，用来对抗总是给我、其他人和群体带来伤害的机器。当我在城市里的各个地方看到自己的画时，我会露出微笑。每一次微笑都帮助我再次感到快乐，重新获得一种整体性的感觉。面对工作的最后期限和压力时，我不再有那么多压力。我学会接受自己，学会接纳自己的天赋。我释放了有毒的情绪。我构建了新的神圣关系，创造出了能够治疗并影响他人的美好记忆。

我意识到，我成了自己学术研究的参与者。我亲身经历了通过艺术进行治疗的过程。通过我自己以及我的研究参与者的故事，我得到了艺术如何起到治疗效果的宝贵信息。

萨曼莎的故事告诉我们：

▷ 艺术帮助学生更清楚地了解自身需求，让他们与之前没有意识到，或者害怕的那部分自己开始对话；

▷ 与他人一起进行艺术治疗能够构建一种团队感，在人之间创造爱的联系，有助于点亮其他人的韧性之光；

▷ 艺术创作有助于处理、缓解并整合类似愤怒、悲伤、伤痛、焦虑和恐惧这样的复杂情绪；

▷ 艺术创作可以帮助学生减轻压力，提升镇定感与接纳感；

▷ 当你用艺术治疗自己时，你也治疗了周围的人；

▷ 和进行艺术创作这个活动相比，你创作的艺术品质
量并不重要；

▷ 艺术作品是提醒一个人完成了怎样的治疗工作，具
有保留学习效果的作用；

▷ 艺术创作可以让一个人从全新的角度、不同的立场上
去观察，可以让一个人形成更深的理解，并融会贯通。

这个艺术治疗项目帮助萨曼莎明晰了她的目标，也让她
明白坚持一种实践方式对个人情绪、身体和精神健康的重要
作用。"这帮助我了解到生命中男性力量与女性力量之间达
成的微妙平衡的重要性，这让我重回真实的自己。"如今，
带着艺术治疗师的谦逊，萨曼莎仍在骄傲地努力工作。她
说："从内心深处我知道，我是通过创意过程致敬、治疗自
己与他人的。"

总结

» 进行意象导引，寻找自我本质。

» 在日记中画出你的本质、遇到的障碍，写出需要做什
么才能活出真正的自我。

» 在日记中写下这段经历。

第 11 章

艺术、治疗与人生终点

> 在死亡中，通过放手、走进纯粹的意识领域，我们体验到自身的不可知性。
>
> 愿我们知晓，我们曾经了解的所有的爱，将永远与我们同在。
>
> 带着这些爱，我们走向另一边。

这一阶段是我们了解与应对死亡、人生终点和临终的一个机会。随着你对生活的思考越来越深入，你就可以带着更深层的意识去面对和体验死亡了。你可以充分发挥自己的创意去创作艺术品，去有意识地面对生命的终点、哀悼死亡或面对自己的恐惧。

你在艺术治疗之旅中的一些经历引导你走到了这里，让你对死亡和生命终点有了更深入的理解。经过过去几个阶段为治疗而进行艺术创作后，你已经积累了足够多的阅历，让自己可以真正理解死亡的意义。通过阅读这本书，我们改变了你的意识，为你创造了机会，让你用更深层的意识接受死亡现象。在这种意识的帮助下，我们邀请你将艺术治疗流程带入具有非凡治疗力的空间。

当我们关注死亡时，我们关注的是一种难以表述的神秘事物。当我们进行与死亡有关的艺术创作时，我们能从平时总会错过的极为微妙的角度切入观察。我们会错过、忽视围绕着死亡的意识的极其微小的变化。生命与死亡之间的时间流逝是一种古老、神秘而又强大的体验。在这段时间里创作艺术，或者创作与这段时间有关的艺术，均具有非凡的效果，也能改变你的人生。

在这近三个月里，你创作的每一件艺术品，都能帮助你向觉醒迈进。我们之所以把这一章安排在本书的后面，是因为这一部分具有极为强大的力量——面对死亡实际上是关注自身的真正解放与超越。正如伊丽莎白·库伯勒 - 罗斯（Elisabeth Kubler-Ross）所说："对那些试图理解的人来说，死亡是极富创意的力量。生命的最高精神价值可以来自对死亡的思考和研究……当我死去时，我首先会在所有银河系中起舞……我会去玩闹、跳舞、唱歌。"

自古以来，艺术就被人类用来应对死亡。在世界各地的原住民文化、古代文化和现代文化中，艺术家们创作了众多与死亡和逝去的人有关的艺术作品。进行这样的艺术创造，原因有很多。有人进行这样的艺术创作，是为了逝去的人，为了获取他们的智慧。在巴布亚新几内亚，古人的面具代表某个特定的祖先，能将逝者的精神召唤回来。这些精神将自己存活时拥有的积极特质分享给现在仍然活着的人。我们用艺术致敬死去的勇士、首领和英雄。纪念艺术帮助人们记住具有重要文化意义的人物，向他们的精神和成就致敬。

在大多数现代城市里，都有向逝去者致敬的雕塑、牌匾，甚至公园。在希腊，大部分神庙里的雕像下都会刻上捐献者的姓名，这样在逝去多年后人们仍会记得他们。艺术是祖先或者爱人被世人看见、记住和致敬的一种方式。米开朗琪罗创作的《圣母哀子像》，能够打动观看者，让观看者产生移情。

古希腊医学中有一个概念，那就是把死亡看作一段旅程。得洛斯岛上的医院除了用草药和手术治疗病人外，也会使用整体和精神性治疗，而这所医院正对着临近的雷尼亚岛的墓地。病人可以看到墓地，无时无刻不被提醒着死亡的存在。有人去世时，死去的人会被送上一条特别的船；船通过海峡后，人们在墓地为死去的人举办安葬仪式。一座大理石雕塑会被安放在墓地上用作墓碑，上面刻着死去的人及其家人道别的话语。医院会让病人正视死亡，让病人清晰地了解原本被遮掩的内心。医院中的人能够看到墓地，可以思考死亡，思考自己需要做什么才能活下去，为了治疗而做出人生改变。而这能强化他们遵循治疗计划、改变人生的意愿。

与死亡有关的艺术治疗仪式直到今天仍在延续。例如，在希腊的提诺斯，也就是得洛斯岛对面的一个小村庄，村民们会在每年复活节重现埋葬基督的场景。在夜晚的宗教仪式中，他们会从十字架上抬下一个等身大小的木质基督像。第二天早上，村里的女性会在一个小教堂里用鲜花装饰棺材，再将木像放在里面。那天晚上，教堂会举办一个仪式。人们会用围绕在棺材的蜡烛点亮自己手里的蜡烛；人们就像从桥下走过一样在棺材下走动，并且将装饰好的棺材抬出教堂，在黑夜中举着蜡烛、抬着棺材环绕村庄。他们会抬着棺材，列队前往村里的三个小教堂。

所有村民都会参与这个与死亡有关的仪式。当铺满花瓣的棺材抵达每个教堂时，每个人都会在棺材进出教堂时从棺材下面走过。游行队伍会路过每个人的家；孩子们会看着由母亲装饰的棺材路过自家门口。人们抬着棺材在曲折的小路前进时，整个村庄的人都会唱起歌。这个关于死亡的亲密仪式具有极为强大的力量。这是一个艺术治疗仪式，既古老又真实。这个仪式涉及艺术、装饰、音乐和舞蹈，这是一个全村各个年龄层的人都会参加的神圣仪式。在整整四天的时间里，人们与死亡同在。他们触摸耶稣的木像，触摸花朵、闻花朵的味道，并且在棺材下反复跳起像古老的蛇舞一样的舞蹈。村民们在这段时间里唱歌，以前所未有的深度感受、体验并了解死亡。

墨西哥亡灵节也庆祝死亡。人们前往墓地与逝去的灵魂在一起，搭建属于私人的祭坛，上面摆着逝去的人最爱的食物和饮料，还有照片及纪念品。这个做法的本意是鼓励灵魂重返人间，这样他们才能听到活着的人为他们进行的祈祷。人们创作艺术品、面具、诗歌，为他们逝去的祖先演奏音乐。著名的彩绘头骨、舞蹈和颜色鲜艳的服装都是在向逝者致敬，活着的人也都是带着快乐，甚至幽默感制作出了这些东西。

如今，艺术已经广泛应用于临终安养院、医院或家里，帮助走向人生终点的人们。泰瑞丝·施罗德 - 谢克尔是这个领域的先锋，她在病人临终时会弹奏竖琴，以减轻其生理和感情上的痛苦，帮助他们完成有意识的死亡。所谓"有意识的死亡"指的是一个人能够平静、有意识、带着接纳之心完成死亡的转变，让这一转变像呼吸一样自然。有意识的死亡是在肉体死亡、精神仍然存在时，呼吸着度过这个时刻。目前，很多医院和临终安养院都有弹奏竖琴的项目。临终安养院也使用视觉艺术创造治疗氛围，为临终的人们在房间中摆放艺术品、绘画、雕塑，或者播放音乐。作家写下一个人的人生故事，和他们的家人、在临终安养院工作的舞蹈者、诗人或者和在家里临终的人们分享。艺术完全改变了临终体验。在最需要的时刻，艺术成为通往精神属性的强大门户。

艺术治疗项目中的艺术家为生命走向终点的人进行了大量工作。在佛罗里达大学圣茨艺术治疗中心拥有一面墙，上面都是病人及其亲属送上的瓷片，其中有很多来自临终者。艺术家在癌症中心旁边设立了一个开放艺术工作室，供病人及其家属，以及医院员工绘制瓷片。瓷片随后会被贴在医院正厅的一面大墙上。这个瓷片墙是一个美丽的艺术治疗作品，其中的每一个瓷片都反映了一个身在医院中的人的人生。

我们在本阶段讲述的很多故事都能让你了解艺术如何治疗人们因失去亲朋好友而遭受的痛苦。

我们的经历，以及生命尽头的愿景

我们两个人的工作经常与死亡有关，我们常常思考与死亡有关的主题，也各自有过与死亡有关的经历和愿景。作为护士，玛丽将艺术治疗大量用于临终的病人。她在佛罗里达大学开设了一门临终课程。

大概在我父母去世时，我明确感受到生命与死亡世界的间隔变得更小。坐在一个生命即将走向终点的人的床边时，我多次有过这样的体验。当我坐在他们身边、倾听他们的呼吸时，我会把注意力集中在自己的呼吸上，将重心放在自己体内的静止点上。与此同时，我的意识会接纳他们的能量，当他们在自己的身体里逐渐死亡时，我会与他们建立深度的连接。我会想象自己的意识与他们的意识融合在一起。这是一种极度安静的深邃经历。这个过程没有话语，只有我们的意识与精神互相融合。我在浩瀚无垠中获得这样的体验，这里有着无限的时间和空间。

有了这样的深度融合，我们会共同向死亡进发，消失于人类的脉搏与心跳间的停顿之中。接纳彼此的精神后，我们会变为纯粹的能量。我们会探索精神与自然之间的世界，被没有边界的转变景色包围。当身边逝去之人的精神离开他们的身体时，我会与他们分享这段旅程。

在我的想象中，我能看到类似亚力克斯·格雷在画中展现的光线矩阵式的愿景。当正在逝去的人走向我们已知的物理世界的边界时，我会握着他们的手。在我的想象中，他们发着光的身体非常美丽，微微透明，恢复到了完美状态。他们跨过边界，进入另一维度，我会等待着，看他们是否返回。这就是跨过生命与死亡的边界。我永远看不透边界的另一边，但我觉得正在死亡的那个人能够看清另一边。他们的眼中有渴求和欲望，有对站在这一边的我来说无法理解的美的期待。在与另一个人分享死亡的这段经历中，我意识到围绕死亡其实存在着无与伦比的美丽和意识。我不知道该怎么解释；这个话题高深莫测。在死亡中，我看到了活着的奇迹。当你站在边界的另一边观察时，死亡是无与伦比的，无法用文字描述；这是一种根本无法解释的现象。当你站在这一边回看生命时，那就像在另一边一样让人无法理解。我们只是生活在自身心灵局限的这个世界中。

玛丽的祖母临终时，玛丽每周都会开车一个小时去探望她。玛丽会带着素描本，为祖母拍照、画画、写和她有关的诗。她的祖母患有阿尔兹海默病，已经出现了痴呆的症状。

祖母成为我作为艺术家的梦想课题。她对我有着非常重要的意义。因为祖母而悲伤时，我也会抽时间创作艺术。画画时，我手中的铅笔在纸上爱抚着她的脸。能用这种真正美丽的方式和她在一起，那是一种充满关爱的体验。我因为自身与她相处的经历而悲伤，又从艺术家和画家的角度去观察她。我用诗人的耳朵去倾听她的呼吸。我会去看望她，只去画画。回到家后，我会画出她的样子。在她去世前，我真正全面地感受到了她的生命力。我前所未有地真实经历了她的人生。当然，死亡中包含悲伤，包含想和她在一起、想念她的感受。在她人生的最后一年，我以她为主题画了四幅画。我们都有机会让死亡体验变得更加丰富，让死亡得到更全面的展现。

　　通过这个转变，我们完成了人生之旅。死亡就是存在于精神世界和地球之间的过渡转变。我们回到了充满归属感与爱，也是自身起源的无限空间中。在这个意识的转变中，很多人推测我们会和向导、家庭成员及欢迎我们进入无限之爱空间中的精神在一起，在光束中旅行。当我们带着爱穿过边界，将属于自然的介质与形式留在身后，在自己进入全新意识状态时进入分子之间的空间时，死亡就与这些运动联系在了一起。

　　为什么艺术治疗能如此高效地帮助人们应对死亡？艺术始终是人们透过隔界进入神秘世界、一窥其他世界的一种方式。艺术治疗可以帮助你看到全新且具有积极意义的意象导引，重新描述死亡。当你进行艺术创作时，你是在处理情绪问题，是在释放依恋感情。艺术治疗是一种自然的死亡应对方式。进入内心世界进行艺术创作就像是穿过一片薄纱，这本身就像是一次小型的死亡。在那一瞬间，你属于日常世界的介质与形式短暂地死亡，你进入了内心的世界，进入了充满愿景与精神的世界。这就像是一次死亡。这就是艺术治疗能够帮助人们利用自身创造力和内心愿景去探索未解伤痛的原因。治疗未解伤痛很有意义。通过进行与死亡有关的艺术创作，人们庆祝生命，赞颂他们的爱人。

迈克尔的故事：在南希临终时为她弹吉他

当我的妻子因为乳腺癌而逐渐走向死亡时，我们的小儿子刘易斯会为她唱上好几小时的歌。因为肿瘤向肝脏转移，她陷入肝昏迷，开始慢慢失去意识。那是一个缓慢、温柔但又绝对真实的过程。刘易斯那时16岁，南希从他12岁起就在生病。一个月前，转移到她的肝和肺部的肿瘤迅速发展。两名主治医生安排了一次特别的会议，把病情告知了南希。他们在医院对面的一个办公室见面，这样就不必单独面对因为过去四年的治疗而逐渐喜欢上的这个病人了。听到这个消息时，她没有哭。她看着两个人，唯一的反应是问自己还能不能去英国看几个英式花园。整个春天她都在计划这次旅行，那也是她极度渴望的旅行。我能看到两个人翻了下眼睛，视线看向别处。她的肿瘤科医生萨姆·斯皮瓦克（Sam Spivak）停了一下，然后特别温柔地说："你当然可以去，南希。"后来，我听说他对一个朋友说，如果他要死了，他希望自己死在一个英式花园里。

南希不仅挺过了那次旅行，身体情况在旅行中也没有变得更差。她会戴着帽子走过花园，有时一天可能会走上两三次。一件雨衣帮助她抵御英国春天的湿冷空气。以一种奇怪的方式，她好像回到了家乡一样，她的脸上散发着光亮，心境极其平和。她的精神获得了自由。有一次，我看到她坐在一段长长的树篱小路尽头的长椅上，你能看到她身边的光亮不断上升，那景象太美丽了。

　　回到家后，她的身体情况迅速恶化。她的肝功检查数值非常高，睡着的时间越来越多，清醒的时间越来越少。和往常一样，她不想知道自己还能活多久，但她想制订计划，好让孩子能陪伴自己。她不希望我们的大儿子鲁迪按计划离家出门旅行，于是她让我给萨姆打电话，问他鲁迪是否会出门。我给萨姆打电话时，刘易斯就在客厅；他知道我在问萨姆什么，也知道我为什么那样问。以前他也听过这样的电话。萨姆在电话里告诉我，鲁迪不该离开，只出去一周都不行。挂断电话后我对南希说，萨姆说鲁迪不会出门旅行。她流下了眼泪，这是极其罕见的情况。前一天晚上，南希对我说，她和刘易斯的关系需要修复。刘易斯是个少年，因为正走向生命终点，南希难以和他进行亲密的交谈。现在，她需要下定决心，但她不想讨论死亡。刘易斯走过来，亲吻她后说："我爱你，妈妈。"这也不是他的惯常做法。我能看到她的身体放松下来，变得开放，能看出她的精神变得高昂起来。那就好像她身上的重量被卸去了一样。她拥有了决心。

　　第二天，她上楼进入我们可以俯瞰大海和高山的阁楼里，之后就再也没有下过楼。她躺在怀上两个儿子的床上，被其他人充满爱意地照看，听别人读书，像婴儿一样听别人唱歌。她开始拥抱一个神圣的存在。瑞秋·雷门在《饭桌智慧》一书中将南希临终前的状态称为"端坐的山"，也就是大师向追随者馈赠礼物的状态。当南希最好的朋友伊丽莎白前来探望时，她说南希已经变成了纯粹的爱。南希的情况确实如此。她的个性已经离开她的身体，留在她身体里的是永恒的灵魂。她只会对前来看望她的每个人说："我非常爱你，你特别漂亮。我非常高兴能见到你。"当每个人来见她最后一面，向她道别时，她给了每个人爱的馈赠。

与此同时，刘易斯和鲁迪分别用各自的方式创作了治疗艺术品。鲁迪在南希的英式花园旁边挖了一个巨大的鱼池，他为南希创作园林艺术。这让他动用了全部的体力和精力；他挖土的样子，仿佛是在挖一个巨大的坟墓。他挖完土后会上楼，坐下来给妈妈讲故事；当南希睡着时，他会下楼继续挖土。

刘易斯则是另一种节奏。他先去市中心玩冲浪，回家后，不论南希是否睡着，他都会坐在床边弹吉他。他为南希的死亡创作了一首温柔、节奏缓慢又十分美好的乐曲。我觉得那是他发自内心，甚至源自更深处的乐曲。他不断改进那首歌，不论在南希注视着他、有客人拜访、陷入昏迷还是进入梦乡时，他都会为她弹奏。

那是一把原声吉他，声音轻柔，且充满关爱。刘易斯会坐在那里，每次弹上几个小时。当他的妈妈进入梦乡时，她会与他一起漂流。南希在音乐中漂流，而刘易斯在她自己母亲的最后几天里，用最完美的方式照料了她。

迈克尔的故事告诉我们：

▷ 临终者与家人谈论的问题具有非常重要的意义；

▷ 在家中去世可以是一件很美好的事情；

▷ 在一个临终者的床边弹吉他或竖琴具有安慰、舒缓、提供精神支持的神奇效果；

▷ 音乐可以带一个人回家；

▷ 死亡可以带一个进入爱之地，去实现他们的人生中最具精神价值的瞬间；

▷ 艺术让家人和朋友以活跃、具有精神价值的方式参与到死亡的过程中。

你该怎么做，才能将艺术治疗应用在死亡中

现在，你有很多可以做的事去应对死亡。假如你有一个深爱的人正走向生命的终点，你可以和他们一起进行艺术创作。如果你是音乐家，你可以为临终的病人弹吉他或竖琴。你可以以艺术治疗师的身份进入医院成为志愿者，关怀临终者。你可以创作艺术品赞颂爱人的爱，或颂扬一个已经去世的受人尊重的人。通过艺术创作，你也可以缓解自己因为爱人的去世而产生的伤痛。不要无视或放弃临终者，与他们一起进行艺术创作。

围绕着死亡这个主题进行艺术治疗创作，能极大地减轻你的悲伤。这样的艺术展现了死亡，带你进入其中，也会进入你的身体。制作一份包含美丽图像的幻灯片或剪贴册，在日记中写一首与死亡有关的诗，将死亡的故事讲给朋友听，这些都能改变你对所爱之人死亡的记忆。这能重述死亡，让死亡变得美丽。

本阶段实践

意象导引：应对临终与死亡

闭上眼睛，把重心放在自己的心脏上，缓慢地呼吸。每次呼吸时，都放松，让身体软化下来。感受自己的身体融入一个完全开放的地方。留出一些时间，让自己集中精神，想象自己变得越来越开放，越来越放松。

想象自己的躯体处于空间与时间之中。在想象中感受自己的手、胳膊、头、脖子、整个躯干和脚趾。感受自己肉体的厚重感。

现在，在你的内心，想象光的形象接近自己，那是一个半透明的形象，是纯粹的光。看到这个形象接触自己。这个形象将陪伴着你，带你前往另一边。把自己看作一个离开肉体的光的存在，你的肉体留在了下面。心里知道在意象导引结束前你一定会回到肉体中。现在，回头去看，看到自己的身体以一种放松的状态进入冥想，知道自己一定会重回那个身体。

在内心向前看，环视四周。周围的景色可能让你感到陌生。也许你能看到，也许你看不到地平线。你能看到一个光的薄纱，一个闪着微微亮光的柔软帷幕。你的向导拨开这个帷幕，你走到了另一边。你能听到美妙的音乐，那个声音极其柔和，那是你听过的最美妙的声音。当你环视四周时，你看到了最美丽的光亮。当你向前走时，之前那个形象留在了帷幕之后。你轻盈的身体融入了爱的无限空间中。你在一个意识空间中得到了彻底的扩展。这个空间中存在一个包含一切的整体，存在一种深度的平和。当你看向四周时，认可周围的一切。他们张开双臂，正在等待你。让自己与这段经历融合在一起，感受自己溶解为纯粹的精神。停留在这个光的空间里，感受存在的精髓。这里没有时间，不存在条条框框，只有永恒平和的感觉。感受精神世界的脉搏，这个地方拥有呼吸和心跳。在这个神圣之爱的宇宙场中，你与它融合在了一起。愿意在这里停留多久就停留多久。保持开放，保持平和，呼吸，感受爱的无限空间的永恒本质。

做好准备后，你可以回来，从帷幕下走回来。向导正在等你。在这个场景中走动时，你会看到自己位于下方的身体。当你走向自己的身体时，要用充满感激和深度欣赏的眼

光观察自己的身体。现在，重新进入自己的身体，感受自己
身体的心跳和呼吸。感受重回身体的厚重感；感受拥有皮
肤、眼睛和嘴的感觉。你的感知回到实体世界中，存在于这
个身体所应有的质地与特征中。去感激、欣赏这个承载着你
灵魂的身体。做好准备时，睁开眼睛。

医用艺术品：画出意象导引中的死亡

拿出日记本，记录自己看到的景象。和往常一样，你可
以画出自己在意象导引中看到的任何事物。你也可以写一首
诗，或者写日记、跳舞，甚至唱出意象导引中的死亡。我们
可以举出一些例子，比如下面就是几个值得读者考虑的具有
强大作用的日记作品。这些想法均源自一些人改变了自己人
生的做法。

- 如果现在、一周后、一个月后或一年后，你就要死
  去，写下你的想法或想做的事。
- 写下自己对死亡的恐惧。
- 如果你的生命只剩一年，你会在这一年里做些
  什么？
- 仿佛自己会立刻死去一样为自己写下讣告。
- 仿佛自己度过了漫长人生后为自己写下讣告。
- 写下自己与一个已经去世之人在一起的经历。

▷ 给一个已经去世的人写一封信，比如自己的母亲、父亲或祖母。

医用艺术品：创作关于死亡的艺术品

▷ 为临终之人弹吉他或竖琴。

▷ 去临终安养院做志愿艺术治疗师。

▷ 为已经去世的爱人、家庭成员或尊敬的老师做一本剪贴册。

▷ 在临终之人去世前，写下他的人生故事。

▷ 采访一个自己深爱的临终之人，了解他们的人生。

▷ 为一个临终之人拍摄视频或照片。

▷ 如果一个人已经去世，那就重回他们的人生，用照片、物体等制作一本记忆之书。

总结

» 完成与应对死亡有关的意象导引。

» 画出意象导引中的死亡。

» 在日记中写下自己对死亡的思考。

» 在艺术的帮助下面对一个正在死亡或临终的人。

第 12 章

你的最终作品与成为艺术治疗师的仪式

> 这是真的，我们比自己想象得更强大。
> 这是真的，宇宙中最光亮的美，源自我们的内心。
> 我们给予的最伟大馈赠，是我们的生命和存在的本质。

第一部分：艺术治疗的重点，是让人的精神变得强大

对我们来说，精神变得强大就是艺术治疗流程的目标。这意味着我们能看到自己被照亮，看到自己的美丽与完整。

我们在序言里提过，精神强大是艺术治疗研究的最终主题。这是研究的终点，也是这本书的终点。精神在被看见后

得到治疗。利用艺术创作进行治疗的人们体验过自然的力量，感受到了更深层意识的存在。他们觉得自己融入了另一维度的更强的力量和美丽之中，在这个维度里，一切都充满着光亮。这一切既简单又复杂。看见、感受、嗅闻自己被照亮的精神，这是在感受一个完整的存在。那是完美具象化的瞬间，是深度的内部及外部治疗体验。

艺术治疗研究的参与者经常提到他们听到了来自更深层意识的信息。因为人们将来自更深层的意识的信息和"疯狂"联系在一起，所以人们最初并不愿意和我们分享这样的经历。他们必须在相信我们可以尊重他们、可以带着开放的心态倾听后，才愿意分享。可这种经历的力量太过强大，必须被分享出来。在兴奋、愉悦和爱的包围中，人们向我们讲述了自己的故事。

当你听到来自更深层的意识的声音，不要害怕，这是常见现象。很多完成了艺术治疗流程的人都有过这样的经历，他们也都是像你一样的普通人。对我们来说，这只是治疗过程的组成部分。当你为治疗而进行艺术创作时，你能看到宇宙中强大、原始而古老的形象。例如，我们有一次在圣茨艺术治疗项目中和八名患有乳腺癌的女性一起开设了制作曼陀罗的工作室。曼陀罗是一种具有强大威力的圆形艺术形式，能带来神奇的均衡能量。这个工作室中的六名女性在曼陀罗中画出了天使。她们都没有看到其他人制作的曼陀罗，我们也没有跟她们提过任何与天使，甚至与精神力有关的话题。天使在曼陀罗这种简单的艺术创作中主动找到了她们。这种超然经历对所有参与其中的人均能产生深度的治疗效果。

亚力克斯的故事：一个愿景

亚力克斯·格雷是我们这个时代里最有远见的艺术治疗师之一。在我们的文化圈子里，他就相当于复兴时期的大师级画家。与其他同时代的艺术家相比，亚力克斯的着眼点总是更为深远。

亚力克斯接受的是解剖艺术的培训，后来成为医学绘图员，画的都是血管、神经和人体器官。作为技术极为出色的画家，他放弃了上述艺术媒介，转而成为表演艺术家，尝试过众多艺术形式。后来，他和妻子艾莉森产生了一系列和人类精神本质有关的愿景。产生这些愿景后，亚力克斯创作了一系列真人大小的与人类身体有关的画作。这些画被蚀刻在了一面镜子上，和雕像装裱在一起。这个系列以描绘三名女性和三名男性为开端，随后描绘器官、骨骼、血液、神经、能量轮、能量和纯粹的光。这是一个带有互动性的系列作品，观众站在每一面镜子前，都会看到自己的样子与镜中的画融为了一体。

观赏这一系列作品是具有变革和治疗意义的经历。这个作品把观众从普通空间传输到了神圣空间，让他们想象自己从肉体转变为发着光亮的精神。亚力克斯向我们讲述了改变他人生的故事。

妻子和我躺在一起，闭上了眼睛。我们合为一体，看到了愿景。我们看到的第一个愿景是一个心灵栅格——是一个所有存在和事物间全部互相联系的领域，一切由爱的无限、全方向网格连接在一起，那像是一个圆圈，是环形的。每一个存在和事物都是这个持续发展的网络中互相关联的细胞。那里不存在外部世界或外部现实的参考标准，一切都存在于能量领域，让人觉得这就是现实的根基。这里好像就是创造力构成的支撑架，梦境般的平凡世界构成的景象就挂在这个支撑架上。那就像幕布被扯开一样，而我看到了事物本来的样子。这一切超越了时间，改变了我对人类的全部认知。

从那段经历返回后，我看着艾莉森。她也在同一时间看到了同样的超越个人的空间。这直击了我的心灵。我的意思不是"就是那个"或者那是唯一的空间，但那确实是我进入自己觉得无比真实的神秘大脑空间的起始点。

亚力克斯和艾莉森和我们分享了他们具有超越意义的愿景，以便我们也能看到自己的精神被照亮。亚力克斯将他的感受画了出来，这样我们才能把自己看作发光的存在。

迈克尔第一次接触艺术治疗就与亚力克斯的艺术创作有关。迈克尔当时正在治疗一个癌症晚期的病人，他知道这个病人不久后就会去世。迈克尔与他合作，帮助他在幻想空间中自由移动。他们会共同进行意象导引，从现实世界移动到精神世界。

有一次，那人为迈克尔带来了亚力克斯的一幅画《变形》（*Transfiguration*）。那个人非常兴奋，而且充满活力。他仿佛从梦中睡醒一样，获得了身心平衡，还拥有了平静的能量之力。他这样说道：

看看这幅画，这是我昨晚找到的。对现在的我来说，这就是真相。这就是我和你一起做意象导引时看到的东西。在我看来，这就是空间结构的样子。能量的线与点都是真实的。这就是我眼中的现实，我快要死了。

迈克尔在这个人身上看到了戏剧性的变化。他明白亚力克斯画出来的愿景就是这个人看到的"真相"。感受升华带来了确信与澄清感，其深度治疗力无法用文字表达。当幻想艺术家将其精神变为画作，并且和我们分享时，我们都得到了治疗。

艾莉森和我都喜欢说，艺术就是我们的信仰。艺术是现存的最古老的传统，艺术接纳所有自我提升之路。每一个伟大的智慧传统均会采用各自的形式展现神圣的艺术，比如，绘画、雕塑、建筑、表演、舞蹈、音乐、智慧话语和诗歌。我们相信，当我们作画时，每一天都是美好的一天。

亚力克斯的故事告诉我们：

▷ 我们可以看见纯粹的精神；

▷ 我们可以看见精神被照亮；

▷ 我们可以将看到的一切创作成艺术；

▷ 我们可以看到内在关联性，获得真实的体验；

▷ 艺术是我们看到、分享愿景的一种方式，我们以此
　治疗自己、他人，以及我们所属的群体。

意象导引：体验精神的升华

　　给自己找一个舒服的姿势，腿和手臂不要交叉在一起。闭上眼睛，让呼吸慢下来。深呼吸几次。吸气时让下腹隆起，呼气时让下腹凹陷。吸气和呼气时，你可能会感受到震动、听到嗡嗡的响声，或者感到放松。让这些感觉逐渐增强。你可能会感到沉重，也可能会感到轻盈。你可能会感到自己的边界正在变得松散，感到自己的棱角逐渐软化。

　　现在，让自己放松。让脚放松，再让腿放松。让放松的感觉扩散到大腿和骨盆。让骨盆保持开放和放松状态。现在，放松自己的腹部。让你的肚子鼓起来——不要再费尽心思地收着肚子了。放松胸腔，让心跳和呼吸自然而然地发生。放松手臂，紧接着放松手掌。现在，放松自己的脖子、头和脸。软化自己的眼睛，看着地平线的黑暗，看上一会

儿。如果愿意，你可以为自己的呼吸计数，每次呼气都会让你进一步放松。

想象自己身在一个神圣的空间里，那可以是教堂、神庙、古代遗迹、小山丘、巨石阵，也可以是瀑布、山巅这样美好的自然空间。你甚至可以想象出一个空间，一个在你心中具有特殊意义的人在这个空间里产生了愿景。坐上一会儿，吸收这个地方的能量。感受在你之前进行祈祷、产生愿景的所有人。感受空气、土地、水与火的能量。看到在你之前的人们拥有的愿景。

环视四周。你会感到光正在扩张，正在不断打开；感受光从内向外的辐射。光就是光，不是太阳的反射。这个光是神圣的光。

现在，让愿景降临。这个愿景与你相信的自己有过强大体验的自然地点、老师、爱人、祖先有关，也可以是你在过去产生的、具有最强威力的愿景。

这个愿景会出现在你的周围，不分时间与空间。这个愿景可能会以存在、想象、声音、光或想法的形式出现。当你意识到这种存在时，仔细倾听。接受愿景带来的祝福、治疗、支持、爱与信息。感受真相的内涵与信息的力量。这个信息会彻底改变你的人生。

在美好的愿景中放松休息。知道自己可以随时再次拥有这样的体验。

医用艺术品：引入光亮

这是一种将光引入你的身体和精神的医用艺术品。这是一种治疗舞蹈，就像一个古老的仪式。

在自然界中寻找一个对自己具有特殊意义的地方。那可以是一片海滩、海滩边的空地、小山顶、高山顶峰、小山丘或者巨石阵——任何你觉得神圣的地方都可以。你可以独自一人，也可以和其他人一起完成这个练习。如果选择和另一个人合作，你们需要分开站立，注视彼此，共同行动。

站在特殊地点，停下来。因为站在这里而感谢自然；为这个特别的地方送上祈祷。闭上眼睛，把手臂放在身体两侧，放松。睁开眼睛。现在，慢慢地，非常缓慢地抬起身体两边的手臂，直到手臂高过头顶。在最高点触摸手掌，仿佛直指正午时的太阳一样。抬起手臂时，看到土地发出的光变得越来越亮。你正在身体周围创造光之穹顶。当你的两支手臂到达最高点时，光之穹顶便会上升。现在，慢慢分开手掌，将手臂重新放回身体两侧。这会让光变得更加明亮，并逐渐下沉到你和土地上，在这里承载住这些光。

站在光中，感受它的美丽与明亮。无论何时，当你需要治疗时，你都可以引入这个光。

第二部分：完成并分享你的最终医用艺术品

　　这是你展示作品、分享日记前的最后一周。最后一张的重点就是"你"。在这一周里，你将完成最终医用艺术品，并且展示这个艺术品。你可以在日记中向自己展示，比如，写下自己想治疗的对象、使用了什么样的媒体、具体过程是什么以及自己产生了怎样的感受。你可以和自己爱的人分享作品，可以在艺术治疗小组中分享作品。如果在网上与关怀社区合作，你也可以把作品分享到互联网上。

　　在这一周里，我们也会分享更多的与最终医用艺术品有关的故事，讲述人们创作了什么用于治疗的艺术品以及他们如何分享自己的作品。当我们把艺术治疗力项目用在研讨会或课堂上时，这类课堂一般会有 20~40 人参加。最后一周时，他们会极具神圣感地在小组中分享自己的最终医用艺术作品。每个人的展示时间约为 15 分钟；如果是上课，他们可以写一篇两页纸的文章，解释自己的治疗对象和方法。如果是 40 人，那需要整整两天才能完成分享。每一个作品都极其美丽。在那两天里，人们哭泣、大笑、被爱包围，还能感受到艺术治疗人类灵魂的美感。

最终作品：治疗什么，采用什么媒介，遵循什么流程

　　关于最终作品，我想这时你已经着手创作了。如果已经

开始创作，那么就继续下去。如果还没决定做什么，我们列
了一些有助于你着手的例子。在那之后，我们还列出了其他
参与大学课程以及在世界各地参与艺术治疗项目的人如何用
艺术治疗自己、他人、群体和环境的例子。

调整自我

首先，不论是为了让自己获得力量、获得成长，还是
为了治疗感情、心理或精神上的疾病，想象自己需要治疗
什么。

- 受虐待的历史：性虐待、强奸、遭受暴力对待。
- 精神成长：愿景、寻找自我本质。
- 心中的批评者：将他们关起来。
- 人生中经历的一次死亡：失去一个未降生的婴儿、
  失去母亲、祖母、老师、向导。
- 一段需要成长、解决或哀悼的关系：男朋友、女朋
  友、爱人、父亲、母亲、丈夫、妻子、孩子、家人
  及其他人际关系。
- 你的环境：一个具有治疗力的花园、重新装修卧室
  或房子。
- 你一直想做的事：烹饪、画画、园艺、旅行。

治疗其他人

如果你认识身患疾病的人，那么就去创作艺术吧。你可以成为帮助他们开启艺术治疗之旅的艺术治疗师。

▷ 患有心理疾病，或者因去世的母亲、父亲或兄弟姐妹而有心理创伤的人。

▷ 有残疾或者有特殊需求的家庭成员。

▷ 医院中的病人、老年人、癌症患者、艾滋病人等。

▷ 需要志愿者的艺术康复项目（可以在艺术医疗网站上或谷歌上搜索）。

▷ 在任何地方设立一个新项目，比如在医院的候诊室或中庭、社区中心、YMCA 活动室、兽医诊所或教堂等地。

以自身的痛苦为起点，进而解决其他人的问题，顺势而动。画画、写诗、写日记、制作雕塑、捏黏土、演奏音乐、跳舞、表演戏剧或者创造一个仪式。你可以画出其他人的样子，或者邀请他们与你一起进行艺术创作。如果在医院，你可以用 iPod 播放音乐，把病房变成一个神圣空间。引入对你具有特殊意义的东西，比如灵兽的雕像。带上你喜欢的画或照片，把它们挂在墙上。把自己的房间变成艺术展览厅。召唤祖先、精神向导，邀请他们与你同在。

你也要进行意象导引。虽说戴安·图赛克（Diana Tusek）的意象导引音频非常好用，但你可以按照自己的意愿任意进行意象导引。这能缓解你的恐惧，释放药物治疗的副作用和痛苦，让你变得更快乐，心情更加愉悦。你要知道，自己能得到治疗，知道自己的心情可以更舒畅，可以过上新生活。

每个人都是不同的

当你作为艺术治疗师与患有疾病的人合作时，最重要的一点是记住，每个人都是不同的。每个艺术治疗师也各不相同。你怎么可能用相同的做法对待每一个病人？劳伦斯·勒肖恩（Lawrence LeShan）是个与癌症患者合作的心理医生，他表示，对所有病人采用同一种治疗方法是渎职行为。就像健康未来主义者利兰·凯瑟（Leland Kaiser）所说，这么做是忽视个体。

我们对合作的艺术家和治疗师说，把他们的个人计划放在脑后，让事情自然而然地发生。假如手边有艺术补给品，你会进行艺术创作吗？如果走进一个房间，里面的人们不想创造艺术但想唱歌呢？如果你是个画家，但对方只想被拥抱，不想创作艺术呢？假如对方想赶你出门怎么办？如果他们想向你讲述他们的故事怎么办？如果他们想和自己的孩子在一起，又该怎么办？倾听、观察、展示你的爱心，做当时的环境下自己的大脑自然想到的事情。当你和癌症患者合作时，不要提前预设计划，让魔力自然而然地发生就可以了。精神会来到你的身边，会产生治疗效果。做好遇到意外的心理准备。邀请一个全新且未知的神奇治疗力降临，这个治疗力的美感远超你的想象。

我们是艺术治疗师。不要忘了艺术家代表着什么。艺术家是富有创造力的一群人，他们的每一个作品都是全新的。治疗的图像则源自心灵，你与其他人是不同的，艺术治疗师是医疗保健及艺术领域中的全新形象。

治疗生病之人的窍门

假设你的朋友或爱人患有疾病，你想以艺术治疗师身份帮助他们。你该做些什么？

> ▷ 爱他们，为他们祈祷。在内心想象他们已经得到治疗、变得强大的样子。爱能起到治疗作用。

> ▷ 鼓励他们进行艺术创作。他们可以制作拼贴画，也可以写不押韵的诗。艺术具有治疗效果，也能带来奇迹。和他们一起进行艺术创作，画出他们的样子，为他们唱歌。

> ▷ 鼓励他们，协助他们，让他们的世界变得更美。把艺术品、画作、音乐和视频带给他们。装饰或者帮助他们美化其所在的空间，把那里变成能让你惊叹

的神圣之地。让一个人每天都经历一些美好的事物，这很重要。美好的事物具有治疗作用。

▷ 鼓励他们从积极的角度重新讲述自身状况、预后情况以及现在的生活。每个人都可以拥有奇迹，拥有高质量的生活。每个人都能得到治疗——他们并不总能被治愈，但毋庸置疑能得到治疗。

▷ 希望和信心具有强大的力量。

▷ 让对方既能表达自己在黑暗中遭受的痛苦与折磨，也能表达出感激与喜悦。让他们哭出来不是坏事。当他们释放感情时，和他们在一起，这是好事。谈论死亡与恐惧也是好事。

▷ 你应当以朋友而非艺术治疗师的身份帮助他们设计一个治疗工具组，以解决他们基本的自我护理需求，比如食疗、运动，或者替代性疗法，任何能吸引他们关注的方法都可以。

▷ 和他们一起进行意象导引，给他们看视频，推荐意象导引治疗师。

▷ 鼓励他们发挥创造力表达自己的精神生活，致敬对他们来说最神圣、最宝贵的事物。

▷ 试着听听戴安·图赛克的意象导引的音频，也可以尝试其他的意象导引。

在艺术治疗项目中工作

记住，这个最终作品的目的是治疗你自己、其他人以及你所在的群体；而作为艺术治疗师与他人合作则是实现这一目的的强有力形式。你可以在医院、学校、社区中心、养老院等开设艺术治疗项目（或者参与已有项目）。那可以是一个重大的人生改变，比如，更换工作或改变生活方式。这是一个神圣的工作，是一种冥想。对一些人来说，这就是梦想成真。

这也是一个仍在不断发展的领域。有关艺术对疾病的治疗效果的研究，证明了艺术治疗为什么会在医院被用于治疗疾病。任何疾病都会涉及心理。通过与上述三者形成共振，艺术治疗才能起到作用。艺术治疗能够改变一个人的心态。艺术治疗能为人们带去希望和精神力量，事实证明这两者有助于提高身体治疗的效果。

如今，美国大多数癌症治疗中心都已经开始使用艺术治疗方式满足乳腺癌患者的需求。这些艺术治疗项目会把艺术介绍给患有乳腺癌的女性。癌症患者通过缝制被子、画画等方式得到治疗。画家霍里斯·西格勒（Hollis Sigler）创作了一组画，描述她的乳腺癌经历。她的这一系列创作在很多博物馆和医院都进行了巡展。对患有乳腺癌的女性及其家人来说，艺术是一种威力强大的工具。

　　想参与一个项目，你需要找到一个感召自己的地方。你可以上网寻找。你可以使用医院、艺术治疗项目以及所在城市及邻近城市的名字等关键词在本地社区寻找艺术治疗项目。打电话给相关人员，表明自己愿意成为志愿者。

　　如果你的所在地没有类似项目，那么就创立一个。也许就该轮到你去做这件事。很多参与我们课程的学生都在养老院、学校或医院设立了各自的艺术治疗项目。

艺术治疗师档案：

安妮特·雷德诺（Annette Ridenour）——创造治疗环境

　　走进圣迭戈儿童医院，你能看到巨大的舞蹈雕塑、儿童身高的可移动艺术品，以及带有治疗花园的漂亮房间。这些都是安妮特·雷德诺的作品，她是艺术与医疗领域的先锋人物；在超过 35 年的时间里，她在全美各地的医疗机构中都开发了艺术项目。她设计的和谐环境与神圣空间，为身在她设计的医院治疗环境中的人们从精神上带去了极大的治疗效果。此外，她对不同医疗环境中的艺术家进行培训，也帮助病房艺术治疗实践不断发展。

　　安妮特相信，不论是视觉表演还是参与型艺术，艺术经历中蕴含的意图本身对观众/参与者均具有改变作用。这也是她满怀着爱与快乐、带着治疗与开放的意图创造医院艺术环境的原因。不论是对艺术家还是感受艺术的人来说，她特意设计的环境都是个人实现成长与超越的催化剂。艺术可以在任何地方与人们相遇，将人们带上属于他们的个人之旅。艺术也是出色的故事讲述者，通过观赏历史文明的艺术品，我们得以知晓人类的过往。安妮特鼓励我们通过艺术讲出我们的故事——不仅是自己的故事，也包括家人、社区和我们的文化的故事。治疗性故事及个人传奇与我们的精神 DNA 产生共鸣，将人们与历史上的世代连接在一起，以此对患者进行深度治疗。安妮特是在医院创造艺术治疗环境的一股强大力量。

保护练习

很多治疗师都有过体验到治疗对象症状的经历。有些人甚至用这样的经历诊断自己，并且控制这种现象。治疗师感受到自己体内的症状，知道哪里需要治疗；他也会知道如何放手，如何在不害怕的前提下继续感受。当你进行治疗时，你关注的都是负面因素；从自己的个性出发去治疗，你可以吸收体内的疾病，不过这里有一个避免让自己精疲力竭的秘诀：如果将自己释放给更深层的意识（不论是熊灵还是自己心中的创造力），那么你就触及了无穷无尽的能量源泉，而这正是所有治疗力的源点。

从传统上看，治疗师都会使用类似的精神工具，保护自己免受负面能量的影响。这些都是在精神治疗师间传递了许久的秘密，让他们通过控制流过自身的更深层意识的能量来保护自己。疾病的能量和精神通常可以被更强的治疗能量抵消。这能避免人们的同理心产生疲劳感，让人们避免精疲力竭，保护治疗师不会感染治疗对象的疾病。按照印第安人的传统观点，导致疾病的精神会离开得到治疗的人体，回归造物主，不会进入治疗师体内。利用更深层意识的力量，而非自己的身体去治疗后，治疗师用这种方式保护了自己。

治疗师拥有众多保护方式，而所有方式均依赖更深层的意识承受疾病或者创造保护空间。他们可以进行意象导引，制作保护泡或盾，搭建火堆以便疾病重回自然。

让不带批判色彩的更深层意识之爱流淌于你的身体中，用这种能量进行治疗。不管你认定的想象媒介是什么，不论你决定依照哪种文化或信仰画画，你都需要让自己的精神、精神向导和灵兽负责治疗。不要让自己变成阻碍，不要让自己的人格负责治疗。在内心，让更深层的意识在你的周围创造保护性屏障。

治疗环境和地球

我们都是物质领域的组成部分，是这个星球生命之毯上的一个线头。我们构成了地球自身的循环，我们可以重构这颗星球上的平衡。地球会将治疗力反射到我们每个人身上。我们是构成地球创造性环境的一员。我们的身体像美丽的花朵一样漂亮，我们拥有深度治疗的内部智慧。我们源自地球，而地球充满创造力。创造力是神圣的，创造力源自爱的无限空间以及我们自身的生命力。

- ▷ 改变自己的环境：改变你的房子、花园、卧室，或者换一个新地方。
- ▷ 打造一个社区花园。
- ▷ 像对待艺术品一样清理垃圾；清洁水源、土地、高山、海滩和海洋。
- ▷ 设置一个巨大的环境设施；种一圈树，或者用避雷针组成一个圆环。

艺术治疗师档案：
贝琪·达蒙（Betsy Damon）——水的守护者

40 年前，贝琪·达蒙摆脱了传统艺术训练模式，开辟了一条利用环境、社区、科学与艺术的独特之路。她开始将自我的内在意识用作灵感源泉，而这推动了她开始参与公共事务，她开始在纽约街头勇敢地进行艺术表演。当她在 20 世纪 70 年代创建支持女性艺术家的"艺术中女性无局限"（No Limits for Women in the Arts）组织时，她开始投身女性运动。

1985 年，结束和孩子一起参加的全国露营之旅后，贝琪发现自己与风的声音、水流、森林和雨这些自然界的原始

元素重新建立起了联系。受此启发，她铸造了一个长达 76
米的干枯河床，并起名《净水记忆》(*The Memory of Clean
Water*)，她因此注意到了人类社会发展对水资源的看不见的
破坏。夜幕降临时，铸造河床的贝琪抬头望天，她意识到河
床上石头的分布形式和天空中的星星如出一辙。而水的形式
则分布于各地。她决心投入精力，了解一切和水有关的知
识。那时的她完全不知道，27 年后的自己仍然会投身于这个
项目而不能自拔。

　　1991 年创作出《水的守护者》(*Keepers of the Waters*)
后，贝琪仍在以社区为基础不断创作与管理水体有关的艺术
品。她的创作包括雕塑、讲座与研讨会。她开创了第一个与
环境相关的公共艺术活动，其中最知名的就是"活水公园"
(Living Water Garden)，这是一个世界闻名的公园，其中包
含自然的水过滤模式。她目前继续与一些社区及草根团队合
作，进行艺术 / 设计创作。

　　贝琪的灵感源自对神圣水体景观的大量细致的研究，也
源自她对构成生物系统的生物学与地球科学的浓厚好奇心。
贝琪总是在寻找新的方法表达水的复杂性，总是参与保护水
这种宝贵资源的社区活动，她仍在不断追寻着自己的激情。

可用于创作最终医用艺术品的媒介

▷ 小时候你喜欢什么样的艺术创作形式？

▷ 视觉艺术：摄影、油画、水彩画、素描、雕塑、橡皮泥、视频、巨大的雕塑、装配艺术品、木偶、彩绘滑板、珠宝、陶器。

▷ 文字：诗歌、短篇故事、小说、喜剧、木偶戏、舞台剧、创造角色、独白。

▷ 音乐：唱歌、听音乐、制作一个由自己喜欢的歌组成的专辑、吟唱、弹奏一种乐器、抑扬顿挫地说话、敲击碗钵、敲鼓、去自然中寻找声音。

▷ 舞蹈：为祈求和平而跳舞、与病人一起跳舞、为社会变革而参加大型舞蹈活动。

▷ 仪式：参加教堂的活动；唤醒你的愿景、精神、灵兽。

更多的最终医用艺术作品及展示的例子

▷ 一名男性与特殊学校中的问题孩子合作。他让孩子们拍摄与自我本质有关的照片，他向我们展示了这些照片，讲出了那些孩子的故事。

▷ 一名女性在家里为存在严重行为与社会问题的孩子

设置了一个神圣小屋。她给我们看了小屋的照片，讲述了孩子们进入小屋的故事。

▸ 一个母亲和一个女儿通过拼贴、反思的方式共同制作了一本书。女儿把书带到了课堂上，与其他人分享。

▸ 一名女性为患乳腺癌的朋友缝制了一个被子，她把被子带到了课堂上。

▸ 为了几年前自杀的男朋友，一名女性用废品打造出了具有治疗力的花园。她清扫、整理后院，种植花草，打造出了纪念花园。她和我们分享了照片和视频。

▸ 一名女性制作了一条长凳，用于在后院冥想时使用。这需要地完整进行一套清洁、种植、更新流程。她分享了相关照片。

▸ 一名男性制作了陶瓷碗，作为礼物送给医院里的病人家属。他带来了几个碗进行展示，还拍下了那些家庭的照片。

▸ 一名女性为儿童医院里的孩子们制作填充动物玩具。她把自己的作品带到了课堂上。

▸ 一名女性画了一幅等身大小的油画自画像。她把画带到课堂上，与我们分享。

▸ 很多人为去世的祖母制作了纪念册。他们把纪念册带到课堂上互相传阅，讲述各自家人与爱的故事。

- 一名女性访问了她所有年过 50 的女性亲属，了解对方对"快乐"的看法。她和自己的姨妈、姑妈、祖母进行了交流，向我们读出了访谈内容。
- 一名女性在医院倾听了一个临终女性讲述的人生故事，并为后者的家人写下了这个故事。
- 一名男性拍下了自己采访乳腺癌患者的过程，这些患者讨论了她们对死亡的看法。
- 一名女性进行了为期三天的愿景追寻之旅，并且在日记中写下了自己的经历。
- 一名女性和她的男朋友一起，为他们因为流产而失去的孩子制作了一个巨大的能量轮。他拍下了照片把照片送给了她，以证明对她的爱。
- 一名女性为自己的孩子拍下了照片，让孩子不要对自己持批判态度。她拍下了好看的照片，让孩子看到属于她的魅力。
- 一名女性让她的男朋友用染料在她身上作画，以治疗她与接受脊椎侧弯手术有关的记忆。他将她的背画得又直又好看。
- 一名女性让她的所有朋友用染料在她的身体上画曼陀罗，用这种方式让她变得更美丽。对每个人来说，她都太美丽了。

与性和身体形象有关的最终医用艺术品

▷ 一名怀孕的女性在肚皮上画上了地球，把自己变成了地球母亲。

▷ 一名女性画出了自身裸体的等身画像，她让这幅画讲述了全新的故事。

▷ 一名女性用描摹手法画出了与自己等身大小的画像，讲述了自己身体中全部能量的故事。

▷ 一名女性用石膏为自己的躯体铸模，以此治疗她对自己胸部的感受。

▷ 一名男性创作了一本与性虐待有关的画册。

▷ 一段用于治疗强奸经历的舞蹈。

▷ 参与者创作美丽的自画像，把自己看作神或女神，以治疗各自的性虐待经历。

与死亡有关的最终医用艺术品

从我们开始分享艺术治疗流程时起，我们就遇到了很多与死亡有关的作品。以下就是其中的一些例子。

▷ 打造一个纪念花园。一名年轻的女大学生为了哀悼自杀的男朋友而创作了最终医用艺术品。她已经伤心了很久，也希望自己的人生继续向前。她想从全新的视角解读他的死亡。她刚刚搬进一栋新房子，这栋房子的后院堆满了垃圾。她决定打造一个花园，用来纪念男朋友。过去她从未设计建造过花园，对此一无所知。这让她花了很大力气，进行了大量体力劳动。她清理、打包整理了堆积多年的垃圾。她亲自动手，花了整整两周的时间才把垃圾清理干净。随后，她整理了土地，买来和园艺有关的书，找其他人咨询，了解与养料、植物及肥料有关的知识。建设花园的工作极度耗费体力，也非常辛苦，这也成为专门纪念她男朋友的一段了不起的经历。这个花园孕育出了新生命，带来了积极乐观的精神与成长。对她来说，这是一段具有深度治疗效果的经历，让她在疗伤的同时度过了那段痛苦的时光。

▷ 一个用于哀悼去世的母亲的项目，由女儿及孙辈共同完成。女儿在海边、在她母亲最喜欢的地方制作了一个神圣的圆环。她带领家人围绕这个圆环走动，回到家后展示了母亲的幻灯片。她在母亲去世一年后，将此作为自己的最终作品。在那之前，没人做过什么事去纪念她的母亲。为了展示，她拍下了仪式的过程。在课堂上播放视频时，她还为其他人送上了母亲最爱吃的东西。

▷ 一个女儿为她的母亲制作了一份纪念PPT，讲述了她母亲的人生故事。展示了母亲和家人好看的照片后，她带领所有人一起为母亲祈祷。

- 一名女性冬天时在一座山上待了一整天，用石头搭建了一个神圣的圆环，用来哀悼没能出生的孩子。在那一天，她独自一人搬动巨大的石头，打造出了一个类似能量轮的圆环。在那之前，她没有以任何形式纪念过没能出生的孩子。她将爱人为她拍摄制作的幻灯片拿到课堂上展示，分享了这个强大的作品。在观看的过程中，我们看到她在神圣空间进行艺术创作以示哀悼，也看到了他对她的爱。

- 一名女性怎么也忘不掉哥哥去世时的痛苦画面。她用意象导引和艺术创作的方式，从全新的角度看到了哥哥的死亡。她播放了他最喜欢的音乐，用幻灯片展示了他和他朋友的照片，重新讲述了她对他死亡的记忆。这是一个强有力的做法：她已经被哥哥横死的画面困扰了多年，可在意象导引和艺术的帮助下，她用哥哥的美丽、朋友、工作和生活的画面替代了之前的暴力记忆。

如何分享你的最终医用艺术品

艺术治疗的组成部分之一，就是在充满关爱与支持、不做评判，甚至是在众人的祈祷之下，与他人分享自己的作品。当我们以小组形式进行艺术治疗力课程时，我们从第一天开始就会强调分享。分享能极大地强化艺术治疗的效果。

我们希望你能在一个被保护的情况下分享。对大多数人来说，这是一种全新体验。我们已经习惯在听别人说话时保持批评态度。在大学里，大多数课程都与分数、课堂表现和技术能力有关。而我们的艺术治疗课程与研讨会从本质上却是完全不同的体验，我们绝对不会根据人们的艺术能力打分。我们对其他人说，艺术治疗的重点在于对人的意义和转变。当你在课堂上展示时，把心中的批评者挡在外面；倾听，尤其要倾听自己的声音。带着爱去倾听，发现美丽，带着同理心和关爱去倾听，接受"自己听到的一切都是完美的"这个事实。分享是爱的馈赠，可以治疗你自己、其他人及群体。想象一下身在无限大爱的空间中做真实的自己是多么美丽的事，这就是将自己的最终作品展现给其他人的感受。

为展示做准备

为自己的最终作品进行一次 15 分钟的展示。展示时，分享自己想要治疗的对象、使用了哪些艺术流程以及具体发生了什么。接下来，再分享具体的作品。你可以跳舞、展示并描述画作、播放音乐、读诗、读日记、展示描述自己做了什么的 PPT 或照片，也可以和其他人分享自己的艺术治疗经历。

即便只和自己分享，分享仍然是艺术治疗经历的重要组成部分。展示作品能让人具有实感。通过讲述与展示，你将成为自身治疗过程的见证者；你的治疗拥有了更为强大的力量。如果和另一个人分享，治疗就会拥有更加深远的影响。对方带着爱与关怀见证了你的作品，外界看到了你的真正本质。

展示实际上是种仪式。那不是表演，而是祈祷；是献给你自己及展示对象的礼物。对很多参加了我们课程的人来说，展示和见证其他人的展示是治疗流程中最具影响力的部分。一般来说，展示的那一天或几天的时间总是充满着爱、泪水、关怀与怜悯。这是一个不可思议的过程，其美感远超很多人的想象。

第三部分：艺术治疗的神圣仪式

仪式将一切结合在了一切，仪式让艺术与治疗实现了闭环。带着创造神圣空间以便治疗的意图，仪式将视觉艺术、文字、舞蹈和音乐集中在了一起。事实就是这么简单。这就是艺术治疗计划中包括众多仪式的原因，因为这是集中能量、将注意力集中在神圣空间的方式。仪式是有目的地使用各种艺术媒介治疗自己、他人、群体的程式性活动，也是最古老的治疗形式和艺术形式。仪式与我们接受的任何治疗心理和精神的药物有着同等的效力。

　　自古以来，仪式就是激活一个人精神与灵魂的最强大方式。通过帮助你创造属于自己的仪式、让你的精神变得更加闪光，仪式就将本书的所有要点都串联在了一起。

蕾拉的故事：这不是表演，是祈祷

　　蕾拉（Lagla）是生活在南加利福尼亚州的丘马什印第安人，她会在一大群人面前表演属于治疗仪式的蝴蝶舞。她是个老年人，脸上的皱纹仿佛在向她的年龄致敬。她打扮得就像一只漂亮的蝴蝶。孩子和孙辈围在她的身边，都打扮成了蝴蝶的样子；其中年龄最小的只有 5 岁。他们耐心地排成一排站在舞蹈圈内，圈外围着观众。

　　蕾拉站起来，开始说话："现在，我会和家人一起为你们跳蝴蝶舞。我们很荣幸能站在这里。首先我要对你们说：这不是表演，而是祈祷。"

　　当作为鼓手的孙子拿起鼓槌敲响鼓时，舞蹈圈仿佛有了生命。小孩子就像蝴蝶精灵一样，离开队列进入圆圈中心。整个仪式都非常美丽。他们挥动着小小的翅膀，仿佛从地面上飘起来了一样。他们跳着舞，引入了蝴蝶的精神，治疗现场的所有人。他们跳舞时，你能感觉到蝴蝶翅膀轻轻拍在身上的感觉，它们带走了需要带走的东西，留下了纯洁无瑕的优雅。

　　我们的文化把这种融合了视觉艺术、音乐、舞蹈和文字的事物称为"表演艺术"，这是值得玩味的有趣的说法。但对我们这些艺术治疗师而言，就像蕾拉说的那样，这不是表演，而是祈祷。在艺术治疗中，仪式并非只为了表演，而是带有治疗的意图。艺术与表演的区别在于你为什么进行表演，以及你为了什么而进行祈祷。当你跳舞时，你的心里有什么？明确祈祷与表演艺术的区别，对于了解艺术治疗师的工作具有关键性意义。还记得那个保护女儿不被士兵侵害的女性吗？那不是为了娱乐其他学生而进行的表演。那是治疗那名女性和她的家人的仪式，是一个治疗毒害了她的人生、她的文化和灵魂的故事的仪式。这与表演不同，这是祈祷。

私密的个人仪式

小型的私密仪式是将仪式引入人生的好方法。仪式可以是简单的每日祈祷，或者在神圣空间进行冥想。想进行这个活动，你只需要创造一个能让自己沉浸其中的治疗环境。

大型团队仪式

你也可以和一群人一起举办大型仪式，以此进行治疗。这样的仪式具有强大的力量，而且非常有趣。在课程的最后一堂课上，玛丽会进行一个深受学生喜欢的团队火焰仪式。这个仪式非常简单。她点燃火堆后会邀请学生站起来，讲述自己想要忘记的故事，再把这个故事扔进火里。举个例子，一个人说："我要把这根长绳放进火里。这根绳子捆住了我，是我的负担。我想把自己从所有义务中解放出来。我想把自己从照顾家人和其他人的义务中解放出来，现在我想照顾自己。"人们会带来各种各样的东西：旧书、情书、日记、家具和各种纪念品。一个人说："这是我读博士时积攒的全部数据。我现在读完了，该放手了。"另一个人可能会说："我要讲一个从没讲过的故事——边讲，我边把故事扔进火里。"每个人都见证着东西被烧掉。火焰吞没了人们献上的一切。那些东西就这样没有了，消失了。最后，团队会进行庆祝，用唱歌、敲鼓、弹吉他的方式为整个社区带来光明。

回到本书的艺术治疗计划，你可以用多种方式进行火焰仪式。你可以进行意象导引，在内心将东西扔进火里。你可以独自一人进行这个仪式，生一小堆火，点燃自家的壁炉，甚至点燃一根蜡烛，真实地烧掉自己想放弃的东西。你可以和其他进行艺术治疗的人一起点燃一个大火堆，举行属于你们的仪式，放弃人生中的一些东西。最后，你也可以举办一个大型的公开仪式，邀请其他人参加，治疗你所在的群体。

团队仪式案例

▹ 和舞蹈者、音乐家及诗人一起创作艺术治疗物品。

▹ 和一群人一起带来光明。

▷ 庆祝自己完成了艺术治疗流程。

▷ 向去世的某人致敬。

▷ 放弃自己不再愿意保留的东西。

▷ 用舞蹈进行治疗。

▷ 治疗一条河、一座山或其他承受暴力的地区。

玛吉的故事：扔掉有害关系中的东西

玛吉（Margi）参加了艺术治疗力课程，以此作为自己艺术与超越项目的终点。她是名经验丰富的艺术家，而且为了自我改变与超越，在好几个学期里不断进行艺术创作。她的作品是一个私人性仪式，用来帮助她的女儿摆脱男朋友继续生活。为了治疗，你需要放弃必须放弃的东西，需要在人生中做出改变。

玛吉向我们讲述了以下故事。

我选择了艺术治疗，发现自己在这个过程中充满激情。我在自己的人生中体验过艺术的各种形式的治疗力，我有兴趣运用自己学到的知识，了解艺术治疗对他人能产生怎样的效果。

我的作品是和女儿一起完成的。她花了好几年时间，才从一段极度有害的关系中康复。她感觉自己正在接近这个过程的末尾，希望让自己的治疗过程变得有形起来。她想做一些融合了自然元素的事情。

首先，她做了一个箱子，里面放着曾和她长年保持情侣关系的男性的一些个人物品。她用他写给她的诗以及自己画的一些画把箱子包裹起来。认真思考时，她确信自己想烧掉这个箱子。

她邀请我丈夫和我一起参加了她烧掉箱子的仪式，她表明这个人在她人生中的重要意义以及带来的破坏，承认他给她的人生造成了破坏。她写了几页断绝关系的声明，一边烧箱子一边大声读出了声明上的文字。这为她带来了巨大的释放感、自由感和愉悦感。在这一刻，她觉得自己完成了治疗流程。

她小心地将灰烬带回家，等着和我们进行深度探讨。接下来的一步变得清晰起来。关于治疗流程中的第二个活动，她想用中式水墨画的形式画出"死亡"与"愉快"这两个角色。她把一些灰烬融进墨水中；颜料因此多了一种沙砾般的质感，不得不说它给人一种火葬后骨渣的感觉。这给她带来了极大的快乐，也为她想要治疗的那段感情关系带去一种完结感。

最后一步发生在几周后。我一直在伊莎贝尔港制作锥形石堆。她想要加入我，想堆出一个石堆墓，埋葬那些灰烬。她用生锈的电线做成了三角形的底座，用人工材料制成的乱石堆出了石碑。对她来说，在满是自然石的地方使用废弃建筑材料具有重要意义，这进一步象征了那个人对她的控制、为她带来的伤害的终结。她把灰烬倒进石堆墓里，再把石头摆在上面用作装饰，完成了建造流程。

第二天重返那里时，我们发现石堆墓自建好后已经经历了两次涨潮。我们到时，海潮尽管不高，但还没退去。石堆墓的一部分已经被淹没，灰烬被水浸透。潮起潮落的景象给了她启发，她非常小心地捧起这段关系的灰烬，走向大海。我很荣幸能在这个过程中陪伴在她身边。我感觉到，进行这些活动时，她就进入了休息的空间。她感觉自己从束缚了自身多年的痛苦中得到了释放。她已经做好准备，开启了全新而健康的人际关系。

对我来说，这是一个自然的过程，我们在治疗流程中进行了深入的探讨，谈论她可以做些什么以庆祝自己完成治疗的最后一步。

玛吉的故事告诉我们：

▷ 艺术治疗流程会自动发展；

▷ 治疗以一种自然而真诚的形式发生；

▷ 你可以利用艺术和仪式，推动促进自己所爱之人的治疗发展；

▷ 治疗的焦点是爱与感情关系；

▷ 艺术治疗会自然发生；

▷ 艺术治疗是一个神圣的仪式；

▷ 治疗的过程不仅有趣，而且有深度、有强度、让人感动，也很美好；

▷ 在爱与信任中，家庭成员共同得到了治疗。

特洛伊的故事：寻找看待人生的全新角度

我认为我的作品唤醒了沉睡了许久的那部分自己，让我对人生产生了全新的看法。我了解到在生命之流中遵循直觉去生活，而不是严格按照固定日程去生活是种什么感觉。目前，我正接受培训，准备成为"精神生活重心"（Centers for Spiritual Living）的牧师，那是我发自内心喜欢的工作。我也经常练习瑜伽、冥想，跳舞、表演，探索、尝试用不同艺术形式进行创作。这已经成为我的一种生活方式。按照这种方式生活后，我找到了和自己拥有相似观点的一群人——他们都想富有创造力地生活、真实地生活，他们不仅关心自己，也关心世界。

我感觉与自己心灵相通，而且拥有神奇的工具去真正了解自己，明确地了解自己想要去什么地方、想要做些什么。这些工具就是艺术、运动和冥想。我发现，只要确定治疗意图、为上述活动创造空间和时间，再让整个过程自然而然地发生，我就能获得想要的结果。

不论是呼吸、静坐、大量运动、跳舞、画画，还是只是放空、大哭，我的实践活动就是不断回归自我。每次就像剥掉了一层包裹，让我再次看到、感受到了自我。我的旅程就是看到真正的自己。每时每刻我都觉得和自己的距离越来越近——感觉越来越真切，越来越真实——我的周围也都是重回真正自我的人。

这个过程并没有看上去那么难，任何人都可以进行。我能感受自己在分秒以及在几个月中的转变。我见过有人只经过一晚上的艺术创作就变得焕然一新。这很简单，而且非常有趣！艺术治疗和瑜伽一样，都是我的激情所在——两者都能创造出神圣空间，让人们在其中以美丽而深邃的方式苏醒。

本阶段实践

本书的最后一次意象导引就是你的毕业仪式。我们把这个意象导引作为入门仪式，这样你就可以真正拥有艺术治疗师这个全新身份了。我们向你的新自我致敬。在这本书的最后，我们设置了一个神圣的私人空间，用一个公告仪式向你致敬。在这个仪式中，我们希望向你这个新的艺术治疗师致敬，我们向你授衔，带你进入你已经参与过的创作流程中。

意象导引：成为艺术治疗师的仪式

首先，想象自己身在一个让你感到舒服和安全的地方。把焦点集中在心脏，进入体内的静止点。想象紧张感慢慢消失，让自己进入一个能够集中、开放和放松的地方。在内心，将气吸入心脏周围的区域。放松时，感受自己的身体逐渐放空。

现在，我们将会带你开启一段旅程。想象自己走在乡间的一条美丽的小路上。走路的时候，你能感受到微风吹过、阳光洒在身上的感觉。你闻着森林的味道。在这一刻，你是那么安静，安静到甚至能听见小草生长的声音。我们邀请你去感受深度的平静。你知道，自己永远走在正确的道路上。现在，你就站在人生需要你出现的位置上。人生在这时将你带到了这个位置，你拥有独特的经历和人生记忆，你的人生充满创造力及转变性的经历。你正在走向自己的中心。

现在，想象自己走向一个神圣的圆环。你可以想象一堆石头组成的圆环，也可以是一圈古树，抑或是星星组成的圆环。在内心，邀请爱你的人和与你合作的人进入这个圆环。这是一个毕业仪式，是你作为艺术治疗师开启全新人生的启动仪式。邀请朋友、家人、爱人和祖先参加你的入会仪式。现在，想象自己走在仪式性的队列中，走向圆环。进入圆环时，你看到那些人已经做好了接受你、向你致敬的准备。在内心看到这些场景时，你知道这一切都是真实的。这一切都在真实地发生着。

你站在圆环中心，周围是你的爱人和老师。当你站在圆环中心时，你能看到那是一个安全而神圣的空间。你看到了什么？谁和你在一起？走到圆环的中心点。感受自己与大地、无限空间和头顶天空的联系。知道这一切是温柔、有爱、充满怜悯之情的能量。彻底的接纳、善良和温柔包围着你，用你的心去倾听。

现在，在内心想象我们朝你走来。我们站在你的面前，伸出手臂欢迎你。我们向你赠送了这个礼物：让你产生自己成为艺术治疗师的顿悟。想象自己的身体里都是极度美丽的光亮。随着这些光亮进入你的身体，你就圆满地成了艺术家。感受自己成为这个艺术家。你富有创造力、非常强大，而且散发着光亮。想象这一部分自己打开了一个能量旋涡，使得自己能够成为艺术家，而艺术家就是你的本质。感受自己身体里洋溢着的光芒与创造能量。你早已成为并且一直都是艺术家。我们现在只是提醒你，让你确信，让你成为真正的你。你已经走过了这条创造力之旅。创造力是你的天赋，这个天赋始终蕴藏于你的内心。在你的内心，向自己在这段时间的艺术创作致敬。记住自己做了什么，记住它们如何改变了你的人生。

现在，我们要对你说些话。我们告诉你，你是名心理治疗师。你的身心可以得到治疗。心中的治疗师已经在你体内进化了 100 万年，他们强大又充满力量。这个治疗师不断进化，治疗你的疾病，帮你保持健康。

现在我们对你说，看向自己的体内。心中的艺术家和心中的治疗师已经合二为一。你已经完成了体内两个强大能量的转变性融合。看着自己现在的样子，在平静的心中说出这些文字。大声说出那些话，这是你在宣示自己成为艺术治疗师："我是艺术家，我是治疗师。我是艺术治疗师。"再说一遍："我是艺术家，我是治疗师。我是艺术治疗师。"再重复一遍："我是艺术家，我是治疗师。我是艺术治疗师。"本书通篇传递的精神，使得上述表态变成了你的箴言，你应当牢记在心。

现在说第二句箴言："我是艺术家，我是治疗师。艺术家与治疗师合为一体。"再说一遍："我是艺术家，我是治疗师。艺术家与治疗师合为一体。"再重复一遍："我是艺术家，我是治疗师。艺术家与治疗师合为一体。"全身心地、彻底地感受两种能量在体内融为一体的感觉。感受艺术家和治疗师在体内的每一个细胞中觉醒。将他们看作一个你正背负着的强大的散发着光芒的实体。

在自我本质中接受这个馈赠，接受你的宣言。这个馈赠是上天发出的信息，告诉你真正的自己究竟什么样。现在，让我们融入周围的景色。向我们道别，你知道，无论自己身在何方，我们都会与你在一起，支持你。留出几分钟时间，停留在这个圆环的中心点。感受自己真正成为艺术家和治疗师。这是一个极度真实又具有私人属性的时刻。

当你做好准备时，回到森林小路上。这一次，你周身从内向外散发着光。现在的你，就是一个觉醒的艺术治疗师。当你进行艺术创作时，你接入了身体内存有的巨大治疗力。现在，放松下来，让这番经历彻底融入自己的身体。

作为艺术治疗计划的终点，你可以进行上述意象导引。你可以对生活中的某人说，自己是艺术治疗师；你也可以将参与这个过程的朋友聚在一起，大声对他们说："我是艺术家，我是治疗师。我是艺术治疗师。"你也可以在互联网上或者自己的艺术治疗小组中进行这些活动。当你说出这些话时，这些话便有了力量；你也真正承担起了艺术治疗师的责任。当你说出这些话时，你是认可自己发出的针对自己和小组的力量。这是一种宣言、宣示和承认，是对人生改变后真实自我的声明。在小组面前说出这些话能够产生极大的力量。每个人都把你看作艺术治疗师，在你自己眼中，你也是艺术治疗师。

总结

- » 通过意象导引让精神强大。
- » 创作医用艺术品引入光亮。
- » 以艺术治疗师的身份与他人合作。
- » 完成并与自己或他人分享最终医用艺术品。
- » 为进行"我是艺术治疗师"的最终仪式而进行意象导引。

后记

创造之光

> 最开始，那是一个秘密；现在，那是一份馈赠。
>
> "我们是谁"的馈赠，由我们给予，只有我们才能给予。
>
> 当我们引入爱与治疗时，愿我们及其他人都得到祝福。

这本书实际上是一份邀请，邀请你去了解如何将艺术变为治疗力，如何仅通过艺术治疗实践便能成为艺术治疗师团队的一员。

在你的人生中，我们希望你能回归我们携手进行的这项事业。我们希望你能通过艺术，一遍又一遍地治疗自己的身心。体验艺术治疗时，你会发现这不是一个线性的流程，而更像是一个螺旋。一般来说，我们会从黑暗中开始，慢慢升华，之后再回到黑暗，接着再次出发。随着治疗的不断进行，你也会不断进行这个流程，你可能在人生中多次回到这个循环的某一个部分。每一次，你的体验都会进一步加深。我们希望这本书能够成为你治疗之路上的指明灯；希望你在发挥创造力寻找治疗对象、寻找真实自我的旅程中，这本书能陪伴你、帮助你。

艺术治疗是一个自然的过程。从多个角度看，艺术治疗都像呼吸一样自然。艺术治疗解放了一种内在生命力，就像你的心跳一样。这是创造力、生命力永不枯竭的源泉。这是治疗之力，是我们每个人都与之连在一起的生命韵律。

就像每个人都是治疗师一样，每个人也都拥有一个心中的艺术家。我们创造了自己，创造了我们生活的世界、家园，生产出了食物，建造了花园，组建了家庭，拥有了属于自己的朋友圈和属于自己的身体。用你的思想、文字和行动创造爱。

与此同时，你的身体中也充满了智慧与光明。你是无限创造空间的组成部分。每个人都像夜空中的星星。像我们一样的人有几十亿，每个人都在分享艺术与治疗，聚集在一起创作艺术以治疗自己、其他人、我们的群体甚至地球环境。每个人都是美丽的，都是星星，都是闪亮的艺术治疗师。做真实的人，让自己发光。

你也要知道，你在这个世界中并不孤单。也许你已经在自己的小组中与其他艺术治疗师建立起了更多联系，也许你愿意更多地了解本书提到的某个艺术治疗师。无论怎样，当你离开这个圈子时，你应该明白，你所在的群体中有很多人能用这种方式支持你。

艺术治疗课程结业后，你就成了一名艺术治疗师。你可以用艺术创作对自己的人生、其他人的人生、自己所在的群体或者地球环境进行治疗。你可以改变自己生活的世界，你也可以治疗心理疾病、情绪问题，带动自己或者周围的人取得精神上的成长。你可以创设一个小组，将艺术治疗推荐给教堂、医院、养老院、学校等机构。你可以成为艺术治疗的推动者，开设课程、将艺术治疗传授给其他人。就像我们在书里写的那样，你什么都可以做，不存在限制。

你就是我们等待已久的艺术治疗师。

版权声明

· 好书推荐 ·

基本信息

书名:《动机心理学》

作者: [美] 爱德华·伯克利 (Edward Burkley)

　　　　[美] 梅利莎·伯克利 (Melissa Burkley)

定价: 98.00 元

书号: 978-7-115-53002-8

出版社: 人民邮电出版社

出版日期: 2020 年 3 月

谁适合读这本书

- 看了太多成功学图书,却仍然没有成功的人;
- 明明把瘦一码的牛仔裤挂在穿衣镜旁,每天想象自己穿进去的样子,却仍然减肥不成功的人;
- 制定了严格的复习或写论文的日程安排,却执行不下去的人;
- 存钱与投资计划每日更新,却仍然站在"月光族"圈内出不来的人……

无论你是有以上问题的动力偏差或动力困难者,还是心理学研究者、有完成 KPI 需求的职场人士、有学习目标的学生、永远要激励别人的老师和管理者,你都会需要这本书。

为什么选择这本书

- 动机驱动行为,拆解人们行为背后的心理动机;
- 心理学科普读物,讲解生动有趣,每章开篇都有一个小故事,引入话题讲解;
- 从科学角度分析行为的真正动机,挖掘实现目标的真正方法;
- 拥有科学的数据支撑,39 个图例、27 个表格、45 个量表、96 个专栏讨论以及 2168 种文献;
- 涵盖交叉学科的知识,包括心理学、生物学、认知、情绪、神经科学、潜意识;
- 小技巧、"写一写""试一试",阅读的同时,做到行动与思考;
- 应用面广,大到教育、健康、商业、体育等方面的发展,小到自我成长、考试、减肥与戒烟等。

编辑电话: 010-81055646　　读者热线: 010-81055656　010-81055657

· 好书推荐 ·

基本信息

书名：《认知心理学》

作者：[美]布里奇特·罗宾逊 – 瑞格勒（Bridget Robinson–Riegler）

　　　[美]格雷戈里·罗宾逊 – 瑞格勒（Gregory Robinson–Riegler）

定价：128.00 元

书号：978–7–115–54158–1

出版社：人民邮电出版社

出版日期：2020 年 10 月

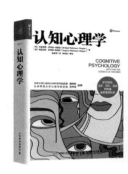

认知研究的是什么

- 为什么考试中我总是觉得一些问题的答案呼之欲出，却又说不出来？
- 为什么我们在地下车库找不到自己的车？
- 为什么大脑会自动补全或修正未说完或说错的话？
- 目击者记忆是如何被重塑的？
- 口误是怎么产生的？
- 哪些心理过程让你决定起床去上课？
- AI 是如何思考的？

对于"思维"是如何进行的，以及该如何加以改善，一般人知之甚少。不过，对我们每天都在进行的思维过程，成千上万的"认知心理学家"已经进行了数不清的研究，并对思维机制有了极深的了解。在阅读完本书后，你就不会再是"一般人"了。

为什么选择这本书

- 经典心理学著作，了解和认识思维运作过程的百科全书；
- 中国科学院心理健康重点实验室副主任、中国科学院学位委员会委员，中国科学院心理研究所研究员韩布新教授审校；
- 北京大学心理与认知科学学院教授魏坤琳、北京师范大学心理学部教授彭华茂推荐；
- 认知心理学本身跨学科，应用面广，涉及哲学、神经科学、人工智能、语言学、人类学；
- 《认知心理学》整体结构依据思维运作过程；
- 《认知心理学》包含大量趣味实验、现实思考板块，帮助读者更易掌握知识点。

编辑电话：010–81055646　　读者热线：010–81055656　010–81055657